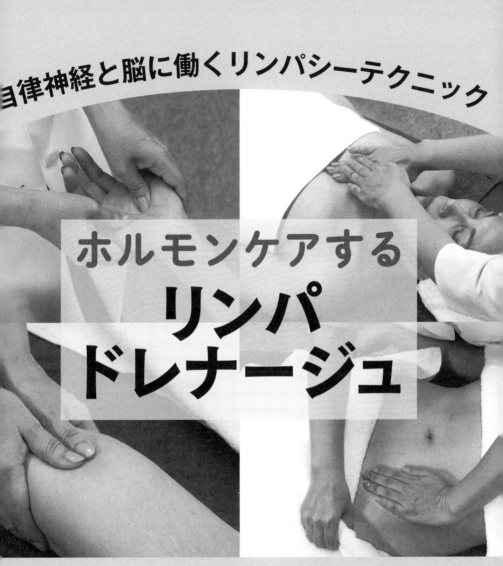

自律神経と脳に働くリンパシーテクニック

ホルモンケアする
リンパ
ドレナージュ

難波かおり

リンパシーアカデミー代表

BAB JAPAN

はじめに

はじめまして。リンパシーアカデミー校長の難波かおりです。
当校では医師監修の安心な技術と身体心理学を融合した『身体から心に触れるリンパシー』のメソッドをもとにリンパケア・セラピストを育成しており、スクールの卒業生は今や３００名以上。そのうちの３分の１以上が実際にセラピストとして活躍しています。

　私がセラピストとしてサロンを開業したのは41歳のときでした。当時の私は子ども３人を連れてシングルマザーになったばかり。それなのに、安定した公務員としての仕事を辞め、リンパケア・セラピストとして、無謀ともいえる挑戦をしたのです。それは心身ともに疲れきっていたときに受けた**リンパケアの施術に感動**したことがきっかけでした。

　長男の中学受験失敗と不登校。離婚の話し合い。子育てと夫婦関係という大きな二つの問題を抱え、私は心身ともに疲弊しきっていました。円形脱毛症になり、甲状腺の病も発症。ひどい片頭痛にも悩まされました。仕事が休みの日は、床に伏せたまま動けないこともありました。母親の役割が果たせていないと自分を責めてもいました。いま思えば、すべてのマイナスを自分で背負い込んでいるような状態だったと思います。

　その頃に出会ったのが、リンパケアでした。施術を受けたあと、身

体が楽になるだけでない、なんともいえない感覚になりました。「癒された」という言葉だけでは説明できず、「許してもらえた」というような、「理解してもらえた」というような感じを覚えました。そのときの感覚はいまでも忘れられません。**施術を受け始めてから、自分の心と身体がみるみる元気になっていく**のを実感しました。

　同じように苦しんでいる人を私の「手」で癒し、寄り添うことができたら……。それが私の使命なのかもしれないとセラピストになり、サロンを開業しました。

　施術経験を重ね、学びを深めながら、私が初めてリンパケアを受けたときの感覚を解明していくなかで、**「脳」との関係性**にたどり着きました。そして、試行錯誤を重ねて作り上げたのが、「リンパシー」と名づけた独自のメソッドです。自分自身も癒されながら、人に癒しや喜びを与えられ、介護や医療にも役立てるスキルがリンパシーセラピストです。

　これからセラピストを目指したい方、すでに**セラピストの仕事に就いているけれど、「これでいいのかな？」と自信が持てずにいる方、自分の不調の原因がどこにあるのかを知りたい方**にも、ヒントになることがある1冊になればと思って、この本をまとめました。

　一緒に**「身体から心に触れる」**ということについて学んでいきましょう。

目次

第1章
「寝ても疲れがとれない」のはなぜ？

第2章
脳の疲れを癒す「リンパシー」

第3章
脳にアプローチするマッサージの手法

第4章
ホルモン分泌を増やす接客アドバイス

第5章
脳へのアプローチを意識した手技が
セラピスト自身も変えていく

*本書で用いている「リンパシー」「美活リンパ」は、リンパシーアカデミーの登録商標です。

第1章

「寝ても疲れがとれない」のはなぜ？

「癒し」とは脳疲労を解消すること

「あ〜疲れた」というとき、身体を休めようとしますよね。もともと人間の身体は寝るとリセットできます。そのために睡眠という行動があります。

「寝ても疲れがなかなかとれない」。それは **「脳」が疲れている** からかもしれません。

　脳は、人の身体全体をコントロールしているところです。私たちは、脳からの指令で生きています。呼吸をするのも、食事をするのも、うれしい、楽しい、イライラするという感情も、そして、肩こりを感じるのも、脳からの指令によるのです。

　脳の指令の仕組みは、視床下部から指令を受けて、ホルモンも自律神経も働きます。視床下部が疲れると、指令が乱れるため、ホルモンも自律神経も乱れてきます。**脳疲労を起こし、脳の指令がうまくいかなくなると、自律神経が乱れることをはじめとして、さまざまな不調が身体に現れてきます。**

　脳は身体の各臓器の働き、リズムや身体姿勢を維持するために、常に活動しています。いわばアイドリング状態が続いているということで、そこに大きくエネルギーを消費しています。24 時間、365 日働き続けているなんて、脳の気持ちなったらすごく疲れると思いませんか？

　現代人が脳疲労を起こす理由は大きく 2 つあげられます。**ストレス過多。** そして、スマホなどの **情報処理が多いこと。**

デジタル化でスマホやパソコンなど、世の中が便利になればなるほど脳はフル回転。なんとなく動画を見ているだけでも、脳の中は常に情報処理をしています。YouTube や SNS をチェックすることが習慣になっている人のなかには、脳がオーバーヒートを起こしている人も多いのではないかと推測します。

　筋肉を酷使すると、炎症が起こって筋肉痛になるのと同様に、**脳を使いすぎると脳内で炎症を起こし、正常に機能しなくなる**のです。そのように脳が頑張っているところにストレスを感じるような状況になったら、脳が「もうこれ以上頑張れません！」という状態になってもおかしくない話ですよね。
　オーバーヒートを起こした脳は、睡眠をとるだけでは十分な休息ができません。その結果、**朝起きても疲れを感じる**と考えられます。だとすると、身体の疲れをとるだけの部分的なケアは、対症療法にすぎないのではないでしょうか？

　では、そんな脳の疲れをとるにはどうしたらいいのでしょう？
　毎日休みなく働き続けた脳疲労の状態を解消するのは、脳に「快」の状態をもたらし、活性化してあげることが必要です。
　具体的には、**癒しの3大ホルモン**といわれる**「オキシトシン」「セロトニン」「メラトニン」**を分泌させ、**「成長ホルモン」**分泌へと誘導していくことが大切だと考えています。

ホルモンとは？

　そもそも、ホルモンとは私たちの身体にとって、どんな存在なのでしょう。

　医学の父と呼ばれているヒポクラテスの言葉に「人間は誰でも身体の中に100人の名医を持っている」というものがあります。この100人の名医とは**自然治癒力のこと。自然治癒力は「自律神経」「免疫」「ホルモン（内分泌）」の3つが連携しながら働くことで発揮されます。**

　ホルモンは、自分で分泌させることができる「天然の薬」と同じようなもの。身体の健康維持の調節をする役割を持ち、私たちの脳からの司令で分泌されるホルモンや伝達物質は約100種類以上あります。**脳の視床下部が司令塔**となり、各器官から分泌されるホルモンを調整しています。

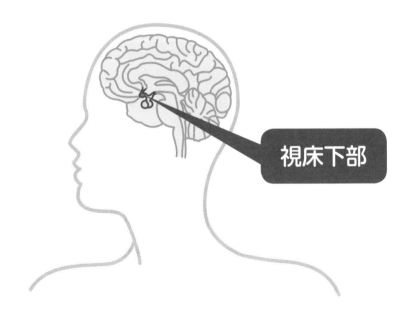

視床下部

体内で分泌される主なホルモン

100種類以上もあるホルモン。代表的なものをいくつかご紹介します。

●オキシトシン

脳の視床下部から分泌されるホルモン。スキンシップで分泌量が増え、母性本能を高めるなども働きを持ち、「愛情ホルモン」と呼ばれます。セロトニンの分泌を促進します。

●セロトニン

ノルアドレナリンやドーパミンの暴走を抑え、不安感を抑えるなど、精神状態を安定させる働きを持つ神経伝達物質。最近では、「幸せホルモン」と呼ばれ、注目されています。

●メラトニン

セロトニンからつくられる物質で、暗くなると分泌量が増え、質のよい睡眠をもたらすために必要なもの。体内時計とも呼ばれるサーカディアンリズムを調整する作用があります

●ドーパミン

喜びや快楽、意欲をもたらす働きを持つ脳内ホルモンの１つ。過剰になると過食や買い物依存、アルコール依存など依存症を引き起こす場合もあるとされています。

●アドレナリン

腎臓の上にある副腎というところの中の髄質から分泌されるホルモ

ン。主な作用として、心拍数や血圧上昇が上昇し、身体と脳が戦闘モードになり、パフォーマンスが高まります。

●エンドルフィン

　脳内で機能する神経伝達物質の1つ。鎮痛効果や高揚感・幸福感が得られるため、脳内麻薬とも呼ばれ、モルヒネと同じような作用をする物質です。

●コルチゾール

　副腎皮質から分泌されるホルモンの1つでストレスから心身を守る働き、抗炎症作用などを持ちます。ストレスを感じると分泌が増えますが、一般的に起床時に一番多く分泌します。

【女性の身体に大きな影響を与える2つの「女性ホルモン」】
●エストロゲン

　排卵前までに分泌量がピークになる卵胞ホルモン。脳から指令を受けて卵巣から分泌されます。女性らしい身体をつくる、肌のハリを出す、血管や骨を丈夫にするといった働きも持ちます。

●プロゲステロン

　排卵後に分泌量が増える黄体ホルモン。脳からの指令を受けて卵巣から分泌され、妊娠を維持することを助けます。むくみやイライラを引き起こし、PMSを引き起こす要因ともいわれます。

ホルモンは脳や内臓で分泌され、全身に送られる

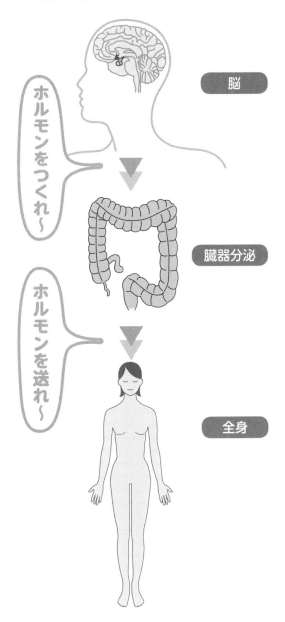

脳

ホルモンをつくれ～

臓器分泌

ホルモンを送れ～

全身

私たちの身体の働きには「これもホルモンの影響なの？」ということがたくさんあります。

●モルヒネ製剤の5倍もの鎮静効果があるホルモンもある
●副腎皮質ホルモンはアトピーや喘息を治す力がある
●赤ちゃんに母乳を吸わせることによって、愛情ホルモンのオキシトシンが出る
●サウナで「整う」という感覚もホルモンが出るから
●アドレナリンの過剰分泌は老化の原因になる
●身体が水分不足のときには、水を飲ませようとするホルモンが出る

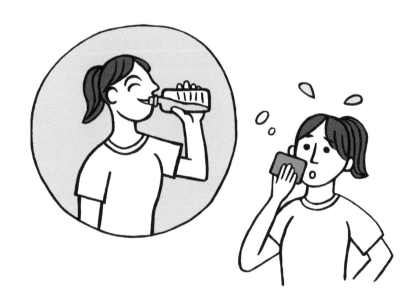

必要なときに必要な量の
ホルモンを出すことが大事

　脳内モルヒネといわれるエンドルフィンは、モルヒネ製剤の５倍もの鎮静効果があるといわれていますし、副腎皮質ホルモンはアトピーや喘息などを治す力があります。

　出産後には赤ちゃんに母乳を吸わせることによって、オキシトシンが出るから愛情が生まれるといわれていますが、オキシトシンが出過ぎると攻撃的になります。出産後まもない女性が旦那さんに攻撃的になるのは、赤ちゃんを守ろうとするホルモンの影響なのです。女性の場合は、女性ホルモンのエストロゲンが出るから美しくなれるけれど、出すぎると嫉妬深くなるという場合もあるのです。

　私がびっくりしたのが、喉が渇いたときに脱水状態にならないように、渇きを感じさせるのもホルモンの働きだということです。最近、サウナが人気ですが、よく聞く「整う」という状態もプロラクチンというホルモンが出るからだそうです。
　プロラクチンはどちらかというと痛みを感じるときに出るホルモンで、ショック療法的な感じに近い作用があるといえるでしょうか。でも、ストレスを感じたときに出るコルチゾールとは違って、あとがすっきりするホルモンであるため、「整う」という心地よさを感じることができるのでしょうね。

　コルチゾールは別名「ストレスホルモン」と呼ばれます。ストレスと聞くと、なんだか悪いもののようなイメージですが、実はストレスを感じたときにストレスを抑えようとしてくれるホルモンです。言い

換えると、とストレスを多く感じるほどコルチゾールが分泌されるということです。うつ病の人はコルチゾール値が高いといわれています。

　アドレナリンは脂肪燃焼や代謝を促し、体温が上昇するので、ダイエットや冷え性に効果があるとされますが、過剰分泌は老化の原因になります。

　すべてにおいていえるのは、**ホルモンはバランスが大事**だということです。出すぎてもよくないし、少なすぎてもよくない。**必要なときに必要なホルモンを、必要な量出すことが大切**です。
　そのためには、脳がちゃんと司令を出してコントロールできる状態にしておきましょう。脳が疲れていたら、そのコントロールがうまくできなくなり、**せっかくの「天然の薬」が出せなくなってしまう**からです。

ホルモンを分泌する内臓

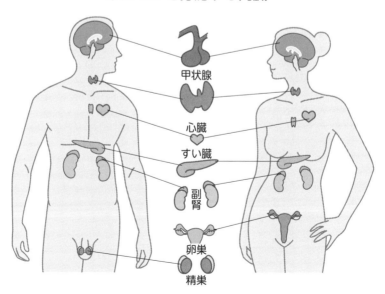

甲状腺

心臓

すい臓

副腎

卵巣

精巣

脳と触覚の関係

　人には「五感」というものがあります。

　視覚、聴覚、味覚、嗅覚、触覚。目・耳・舌・鼻・皮膚という器官を通して、外界を感知するために備わった５つの感覚です。

　視覚も聴覚も危険を察知するために大切な感覚ですが、触覚も危険を回避するために欠かせないルートです。

　高温で熱せられた金属など何か熱いものを触ったら、「熱い！」と感じて、すぐに「手を放して！」と脳から身体へ伝えられますよね。それは、触覚というルートで身体から脳へアプローチしている何よりの証拠。

　そして、それは危険を察知するだけではなく、「触っても安全だから安心して！」とか「触ると心地よい」というポジティブな感覚もすぐに伝わるということです。昨今では、触覚とホルモンの働きなどに関する研究が進み、実際に大きく影響しているということが実証されてきています。

　ある一定の条件のもと、肌に触れることで分泌されるホルモンが、「オキシトシン」です。愛情ホルモンという別名があり、癒し効果があることはすでにご存知でしょう。

　オキシトシンの分泌が進むにつれ、分泌が促されるのがセロトニンです。さらにメラトニンの分泌が進むと、成長ホルモンの分泌に至ります。

触覚から分泌が促されるホルモンには、心と身体の緊張をほぐし、身体の調子を元に戻す効果を持つことが、おわかりいただけると思います。これらのホルモンは、施術によって癒し効果を目的とするセラピストとは非常に深い関係があります。

　それぞれのホルモンについて、もう少し詳しく見ていきましょう。

ペンフィールドの地図

手や足、皮膚などから感じ取る感覚は、
脳のそれぞれの部位で決まっている。

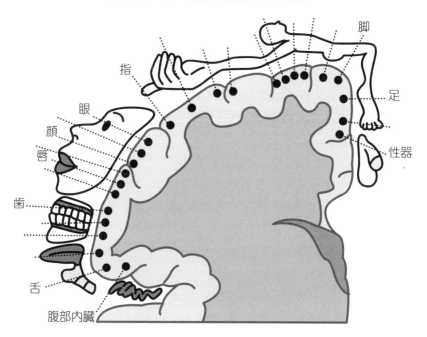

脚
指
眼
顔
唇
歯
足
性器
舌
腹部内臓

癒しに関わる主なホルモンの働きと効果

●オキシトシン（愛情ホルモン）効果

　オキシトシンは、脳の視床下部から分泌されるホルモンで、血液で運ばれます。オキシトシンが分泌されると**副交感神経が優位に働く**ようになり、**心身ともにリラックス**するため、**ストレスが軽減**されます。また、心臓にはオキシトシンの受容体が存在し、オキシトシンがストレスから心臓を守る働きがあると考えられています。

　ほかにも、オキシトシンには、安らぎを感じる効果や、信頼感や共感が高まる効果、痛みが感じにくくなる効果、そして食欲を抑える効果などがあり、これらの効果は健康を維持するための基盤を築き、**自然治癒力を引き出す**ために役立っています。

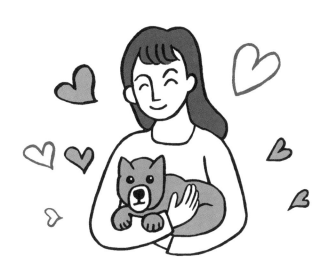

●セロトニン（幸せホルモン）効果

「セロトニン」は、脳内の神経伝達物質の１つです。ドーパミンやノルアドレナリンを制御し、精神を安定させたり、頭の回転をよくするなど脳を活性化します。うつ病患者やパニック障害などの精神症状では、セロトニンの分泌が極端に少ないことも明らかになっており、ドーパミンやノルアドレナリンのバランスが崩れることで引き起こされるといわれています。

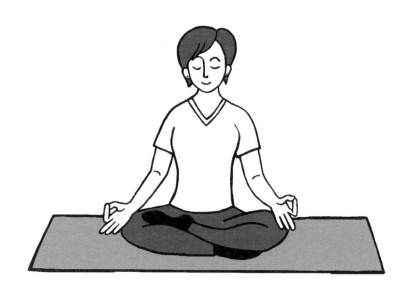

●メラトニン（睡眠ホルモン）効果

　メラトニンには、季節のリズム、睡眠・覚醒リズム、ホルモン分泌の体内リズムといった 概日リズム（サーカディアンリズム）を調整する作用があります。以前から睡眠時間が短いと糖尿病になりやすいことが知られていましたが、最近ではメラトニンが不足すると糖尿病の発症率が高くなるという研究が報告されています。

　また、メラトニン不足で睡眠の質が下がると、自律神経が乱れます。**メラトニンを活性化することで、短時間で脳を休めることができます。**ただし、メラトニン誘導のためには、原料であるセロトニンが分泌されていること、照明が暗いことなどの条件が必要です。

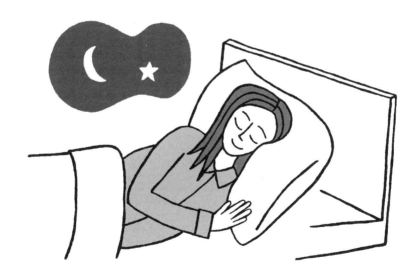

●成長ホルモン（若返りホルモン）効果

　成長ホルモンは若返りホルモンともいわれ、骨や筋肉を丈夫にしたり、代謝を活発にしたり、臓器を修復・再生する働きがあります。若さや健康を保つために、極めて重要な役割を果たしています。

　成長ホルモンが低下すると、内臓脂肪の増加、しわ・たるみなどの肌老化の進行、体力や筋力の衰えなど、外見の若さと健康の2つを損なう恐れがあります。

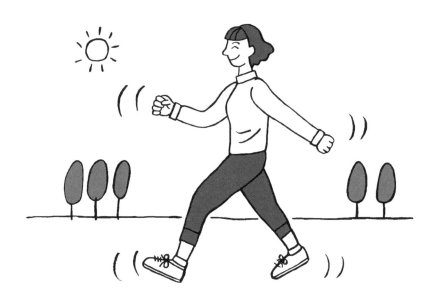

第2章

脳の疲れを癒す「リンパシー」

身体から心に触れるリンパドレナージュ 「リンパシー」

　前の章で、**脳疲労の状態を解消するには、脳に「快」の状態を認識させること。** そのために、「オキシトシン」「セロトニン」「メラトニン」を分泌させ、「成長ホルモン」を誘導していくことが大切だとお話ししました。

　脳を「快」にするために私が考案したのが、手技でこれらのホルモンを活性化させていく「リンパシー」のメソッドです。
　「リンパシー (Lymphthy)」とは、「リンパドレナージュ (lymph drainage)」に共感力という意味を持つ「エンパシー (empathy)」を組み合わせて私が考えた造語です。

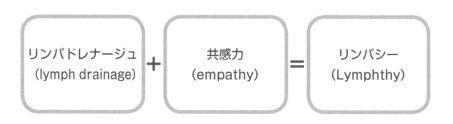

リンパドレナージュ
(lymph drainage)
＋
共感力
(empathy)
＝
リンパシー
(Lymphthy)

　手を通して、お客様の感覚が自分の感覚として受け取れるセラピーを、と考えたのです。お客様の悩みに寄り添いケアしていくことでお客様が感じる効果も実感でき、セラピスト自身も幸福感に満ちあふれる、そんな願いを込めて名づけました。

　一般的に「リンパドレナージュ」と呼ばれるリンパケアの手技による三大効果は、**「予防医学も含めた健康効果」「美容効果」「手当てに**

よる癒し効果」です。そこに**「ホルモン・自律神経・感情」の3つを整え、「効果を持続」。**さらに**「成長ホルモン分泌による若返り効果」**も加えた4つの効果をプラスしました。

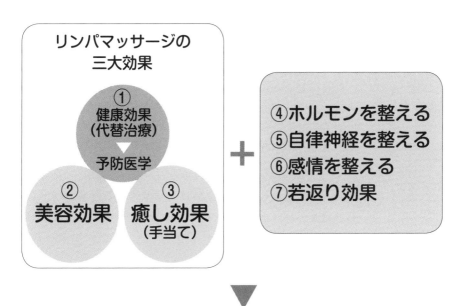

リンパケアで老廃物や毒素を流し、栄養を吸収できる身体に

リンパは身体の中の老廃物や毒素を流すところです。身体の中がゴミ屋敷のような状態だったら、いくら栄養を運んでいっても吸収できず意味がありません。ですから、排泄させる機能を高めるリンパケアは身体を効果的に変化させるために理にかなった施術だと考えています。

身体の中がキレイになることで血流もよくなり、リンパの流れもよくなります。血液はすみずみまで栄養を運ぶ役割を果たし、血流がよくなければ、せっかく分泌されたホルモンも力を発揮できません。

呼吸も大切。私は呼吸のスピード感と施術のスピード感をリンクさせるように意識しています。そして、お客様には**「毒出し呼吸」**と名付けた呼吸法をお教えして、施術後や家に帰ってからのセルフケアとして取り入れてもらっています。

いわゆる腹式呼吸ですが、**鼻から4秒で吸って、口から8秒で吐き出します。**私たちは普段、息を吸うことを意識しがちですが、吐くことが実は大事。吐くことで自律神経も整います。お客様には**「吐くことを意識して、嫌なものは全部吐き出してくださいね」**と毒出し呼吸をおすすめしていて、「毎日やっているわ！」といってくださる方もいらっしゃいます。

体の毒を出す。加えて、心の毒を出す。

それにより、お客様の自然治癒力にスポットを当てたかった。それが、私がリンパケアにこだわる理由です。

「脳疲労」に注目するきっかけとなった 2つの疑問

「はじめに」でも書いたように、私は 41 歳のときに公務員を退職し、リンパケアのセラピストとしてサロン起業を決意しました。当初は集客にたいへん苦労しましたが、試行錯誤を重ねながら、おかげさまで多くのお客様からご評価いただけるようになりました。

でも、リピーターのお客様も増えて売上も安定してきた頃に、2つの疑問が生まれました。

1つは、免疫力アップの効果などからリンパケアが注目されることも多くなり、人気が出てきたことがきっかけでした。需要が増えたということは供給量も増えるということ。それを仕事にするセラピストも増えれば、金額を下げて集客アップを狙うなど、業界的に価格競争が起こるのではないかと考えました。その結果、私がやりたいこととやっていることに、ギャップが生まれるのではないかと不安を覚えたのです。

そしてもう1つ。1〜2週間に1度の頻度で来店してくださるリピーターのお客様がいつも満足して帰ってくださるけれど、次に来たときには、身体が元の状態に戻っていることでした。
これだけお金と時間を使ってうちのお店を選んできてくださっているのに、前回来店されたときと同じ状態なのであれば、セラピストの役割を果たしているといえるのだろうか？　そんな疑問も感じたのです。
やがて、**根本的な解消ができないのは、身体の一部だけをみている**

からでは？というところに思い至りました。

　たとえば、肩こりは筋肉が張った状態で、その主たる原因は血流の停滞（血流不良）によるもの。だから血流をよくするような施術をし、お客様にも肩こりにならないような生活習慣を心がけてもらう。それでも、肩こりが治らない理由は精神的ストレスが関係しているのかもしれない……。

そんな疑問を解決したいと、カウンセラーやケアストレスカウンセラーの資格を取得したり、さまざまな本を読み、身体や心理学について学んだりしました。そのなかで、**五感の1つの「触る」ということによって、脳にアプローチする**ことができるという知識を得ました。

　ちょうどその頃、医師を目指して勉強していた長男が、脳神経内科の専門医となりました。私の感じていた疑問について医師の息子と話していたときに、「あれ？　もしかしたら身体の疲れじゃなくて脳の疲れ？」という気づきを得たのです。

「頭の疲れ」と「心の疲れ」は実は別物です。**心の疲れは扁桃体が疲れを感じる**のに対して、頭の疲れは大脳が疲れを感じます。そして、心の疲れは扁桃体が感じるものではあるけれど、実は**大脳とも連動していて、シグナルを送っています。**

　脳が休息できていないオーバーヒートの状態の人に「心の疲れを解消するために、生活環境を変えてくださいね」といっても、今やパソコンは仕事に欠かせないものです。

　100年前の人間の身体と現代の私たちの身体の基本構造はほぼ変わっていません。しかし生活スタイルは大きく変わりました。パソコ

ンやスマホなど、100年前には想像すらできなかったでしょう。

　現代人は、パソコンやスマホを四六時中手にしています。これらは大脳を酷使し、疲労の大きな原因となっています。そしてこの疲労は、これまでとは明らかに質が違っているのです。

　それなら、セラピストとしてできることは何？と考え、**手技でお客様の身体に触れることと脳疲労の関係性**について、医学的にみてどうなのかを息子に聞いてみました。すると、「とても有効だと思う」という答えが返ってきました。じゃあ、私なりに学んだことを使って、脳がしっかりバランスがとれる状態にしていこう！と、新しい施術の開発を決意したのです。

　それは、私が心身ともに疲弊していたときにリンパケアを受けたときに感じた不思議な感覚の解明に近づいた瞬間でもありました。

　そして、脳神経内科医である息子に医師としての視点で関わってもらうことで、「予防医学」「美容効果」「癒し効果」を持つリンパドレナージュに脳に働きかけて「ホルモン」と「自律神経」を整える手技を加えた、オリジナルの「リンパシー」のメソッドが生まれました。

　健康・美容・癒しの３大効果があるリンパケアにプラスの効果を出せれば、差別化ができます。そうなれば、「安さで選ぶ」金額重視ではなく、結果でお客様に選んでいただけるのです。

リンパシーで分泌を促す４つのホルモン

「リンパシー」で分泌を促す４つのホルモンはその主な働きから「オキシトシン＝愛情ホルモン」「セロトニン＝幸せホルモン」「メラトニン＝睡眠ホルモン」「成長ホルモン＝若返りホルモン」という別名を持っています。それぞれの働きをみていきましょう。

●オキシトシン（愛情ホルモン）の効果
　①癒される、リラックス効果
　②不安をやわらげる
　③痛みをやわらげる

　スキンシップにより分泌が促され、2012 年ポール・ザック氏による研究論文で、**心地よい刺激での 15 分間の背中のマッサージで血液中のオキシトシン量が増加する**ことが報告されています。

●セロトニン（幸せホルモン）の効果
　①精神の安定
　②自律神経を整える
　③肥満予防

　オキシトシンが分泌されることに伴い、神経伝達物質であるセロトニンの分泌を促進させることがわかっています。一定のリズムで気持ちのよいマッサージをすることにより、オキシトシンが分泌されることでセロトニンの分泌も促進され、ストレスにより副腎から過剰分泌されたノルアドレナリンの分泌は抑制。精神安定作用がもたらされます。

●メラトニン（睡眠ホルモン）
　①生体リズムを調整する
　②睡眠の質をあげる
　③老化を抑える

　メラトニンが不足すると、睡眠の質が下がり、自律神経が乱れてしまいます。メラトニンを活性化することで、短時間で脳を休めることができます。ただし、メラトニン誘導のためには、原料であるセロトニンが分泌されていること、照明が暗いことという条件が必要です。

●成長ホルモン（若返りホルモン）
　①若返り効果
　②基礎代謝を高める
　③肌つやをよくする

　成長ホルモンはストレスに弱いといわれ、ストレスを受けたときに増え、身体を緊張状態にするコルチゾールは、成長ホルモン分泌を抑制するといわれています。**マッサージを受けて身体の緊張がほぐれるとコルチゾールの分泌量が少なくなって、成長ホルモンを分泌しやすい状態**へと変わります。
　女性の場合、40代、50代になると女性ホルモンが減少し、閉経後にはほぼゼロになります。でも、成長ホルモンはいくつになっても出せます。それによって、閉経後に弱くなる骨を元気にしてくれるなど、さまざまな効果が期待できます。私はこの働きに着目し、「美活リンパ」と名づけています。

セロトニンを誘導するために
オキシトシンを引き出す

　それぞれ大事な働きを持つホルモンですが、「リンパシー」ではこのなかでも、セロトニン効果を特に重要だと考えています。セロトニンがあることによって、**ストレス耐性が強くなります。**

　また、セロトニンが出ないと、メラトニンという睡眠ホルモンも出ません。メラトニンが出ないと質のよい睡眠がとれないので、リセットできず疲れがとれない状態に陥ります。

　メラトニンには抗酸化作用があるので、アンチエイジング効果も期待できます。メラトニンが出ないと抗酸化作用は期待できず、活性酸素の除去もできません。

　つまり老化を促進してしまうということにもなりますね。ですから、いかにセロトニンを体内に置いておくかということが、とても大切だと考えています。

　セロトニンは私たちが生きていくうえでとても大切なホルモン。自律神経や呼吸、すべてに関わっています。「朝日を浴びる」「バナナを食べる」「軽い運動をする」など、自分で出す方法もいくつかありますが、**オキシトシン分泌があればセロトニン誘導ができる**のです。オキシトシンの癒し効果や安心感もすごく素晴らしいのですが、オキシトシンはセロトニンを誘導するための重要な役割を担ってくれているのです。

　では、オキシトシンはどうやって出していくのでしょうか？オキシトシンは、スキンシップ、グルーミング（心地よさを重視した触れ合

い)、心の通い合った友人とのおしゃべり、ペットとの触れ合い、サロンでのマッサージ(トリートメント)などによって分泌を促すとされています。

　そう。それこそが、私たちセラピストが得意な分野なのです。

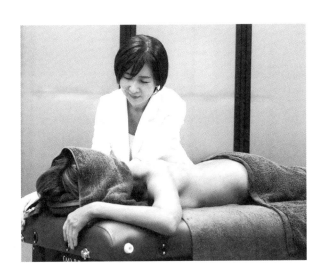

ゆっくりとアプローチして
ホルモン分泌を促す

「リンパシー」では筋肉にアプローチするということよりも、とにかく **心地のよいゆっくりとした手技** にこだわっています。

私はエステの技術も学んでいます。エステは筋肉にアプローチするので結構早いスピードで、ある程度の強さの圧を加えるのが特徴です。それにより、たるみや肩こりなどの筋肉のこりからくる不調の改善には適しています。

でも、私が重視しているのは、**「疲れない体」「疲れない心」**、さらにいうと **「疲れない脳」** をつくること。そのためには、心地よい感覚を脳に伝えるのが一番なのです。

エステも心地よいけれど、早いスピード感よりも呼吸のようなゆったりと流れるスピード感のほうがさらに心地がよいと感じられます。

人との触れ合いでオキシトシンの分泌は増加しますが、先ほども説明したように、「背中に行う15分間の心地よい刺激をもたらす施術で、血液中のオキシトシン量が増加する」ということが確認されています。その際、**マッサージはゆっくりとした速度（秒速5cm）で皮膚に軽い圧をかけながら触れる** ことに効果があります。

皮膚にはC触覚線維という神経線維があります。C触覚繊維は肌に触れて体毛が揺れることにより反応し、オキシトシンを分泌するといわれています。そして、それは「1秒間に5cmほど」のゆっくりとしたスピードによってもっとも反応し、その反応は **脳に「快」という感覚をもたらします。**

　触れて「気持ちいい」という感覚の時点で、オキシトシンが分泌されるといわれています。セロトニンの効果まで得たい場合は45分間以上のマッサージでセロトニン誘導につながるという研究結果もあります。

　セロトニンはリズム運動を継続して行うことでも分泌しやすくなるため、軽擦で心地がよい施術を45分以上は行うことがおすすめです。

　私の考案した「リンパシー」の手技はこの点も考慮して、脚と背中だけでも60分程度、ボディ全体で120分、ボディとフェイシャルを合わせると140〜150分程度かかります。

　スクールの生徒さんから「足だけで30分のメニューをつくってもいいですか?」と聞かれることがあります。それに対して2つの意味でお答えしています。

　まず、駅の構内にあるようなクイックマッサージが主体の店舗であれば、30分のメニューは効果的かもしれないし、需要もあるでしょう。でも、30分のメニューを受けるために、駅からサロンまで時間をかけてわざわざ来るお客様がどれくらいいるだろうかという、集客の問題が1つ。

　もう1つは、効果を実感できるかということです。「リンパシー」の本当の効果を感じていただくためには、30分よりも45分、できれば、脚と背中だけでも60分程度かけて行うメニューを最短にしてくださいと伝えています。

「痛気持ちいい」で出るのは エンドルフィン

　心地よさにフォーカスした場合、「触れ方」や「圧の強さ」も大切です。

　エステでは指先を立てたピアノタッチの手技をよく用いますが、「リンパシー」では手のひらの一番柔らかいところをふんだんに使っていきます。指先よりも手のひらを密着させることによって、包み込むような感触になり、さらにゆっくりと進むことによって、より心地よさを感じていただけます。脳は「快」の状態が大好きなので、それにより、「快」のホルモンを出してくれるというわけです。

　それに対して、クイックマッサージなどの「痛気持ちいい」手技では、痛みを感じたときに出るホルモンのエンドルフィンが分泌します。エンドルフィンには鎮痛効果があり、一瞬痛みが取れたという感覚になります。

　注意しなくてはいけないのは「もっと力強くして」とおっしゃるお客様のニーズに応えようと、もっともっとと力強く強擦してしまうこと。そうすると、エンドルフィンがたくさん出るので、一時的には気持ちがよくなり改善されたというイメージですが、強い圧により筋肉が傷つき、いわゆる「揉み返し」という状態になってしまいます。それにより、お客様は、「あとから身体がだるくなった」と感じ、その結果、リピートされないという事態も招いてしまいます。

オキシトシン分泌を途切れさせないために立ち振る舞いにも配慮を

　忘れがちなのが、セラピストの立ち振る舞いやおもてなし。心地がよいと感じているときはオキシトシンが出続けていたとしても、不安やストレスを感じるとその瞬間に途切れてしまうことになります。

　たとえば、セラピストの動きが騒々しいとか、空調が寒すぎてゾクッとしてしまったとかいうことでも、お客様が心地よいと感じている意識は途切れてしまいます。

　そういうことのないように、なるべくポンプの音がしないようオイルはガラス瓶に出しておく、足音をなるべく立てない、タオルをバサッと置かないなど、細かいところまで気を配ることを忘れないようにしましょう。

　お客様はうつぶせになって何をされているかわからない状態でいるため、手が離れた瞬間に不安を感じる方もいます。移動するときにはお客様に触りながら安心感を与えるといった配慮などもして、いかにオキシトシン分泌を継続させてセロトニン誘導まで持っていくかを考えましょう。

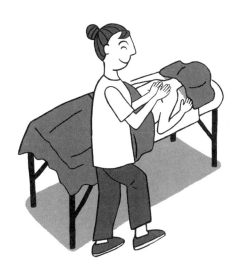

自律神経の乱れによる不眠や更年期症状にも有効

　自律神経はホルモンと同じく、脳の視床下部という場所によってコントロールされています。そこにはストレスが大きく影響し、ストレスを感じて視床下部からの司令が乱れることで自律神経の乱れが生じます。

　自律神経は交感神経と副交感神経のバランスがとても大事です。人間はそのスイッチを無意識に入れ替えられる状態になっているけれど、現代はそのスイッチの切り替えがうまくできていない人が多いのです。ずっと交感神経が優位になっていて、寝つけない、夜中に目が覚めてしまうなど、不眠につながることもよくあります。

　なぜそうなるかというと、それも脳の疲れが関係しています。視床下部からの司令がうまくいっていないために、交感神経がずっと優位に立ってしまうのです。
　脳の疲れをとることに加え、自律神経が通っている背骨の両脇の緊張をとることで、自律神経を整えることに役立ちます。また、ヘッドマッサージも非常に有効です。

　女性の更年期症状も女性ホルモンの減少だけではなく、自律神経の乱れが深く関わっています。ですから、つらい更年期症状の緩和にも心地よい手技で自律神経を整えるというのは非常に有効だといえるでしょう。

第３章

脳にアプローチする
マッサージの手法

リンパシーを始める前に

●効果を出すリンパシーとは？

48ページから具体的なテクニックの解説に入ります。セラピストの手のひらをお客様の肌に密着させ、ゆっくりと包み込むような動きで、お客様の身体と脳（心）をほぐしていきます。

気をつけていただきたいのは、ホルモンの分泌は本章のテクニックだけによるものではないということです。お客様がセラピストに心を開いているからこそ、手技によるホルモン分泌が可能になります。

入店から施術までで、いかに信頼関係を築き上げていくか。本書のほかの章もしっかり読んで実践してください。心の絆が結ばれて結果を出せれば、お客様は必ずリピートしてくださいます。

この章で解説する、各部位の施術ポイントをご紹介します。

●脚

脚はお客様をトリートメントする第1ステップです。最初が肝心。お客様に信頼を感じていただくためには、まずは落ち着いた動作から施術に入りましょう。早い段階で信頼関係を築くことで、脳内ホルモンはより分泌されます。

●背中

背中は日常的なストレスや筋肉の緊張が溜まりやすい部位です。自律神経に影響を与え、脳へのアクセスポイントにもなります。施術のポイントは温かい手でゆっくり、手のひら全体でやさしく圧をかけることです。

背中の施術は身体だけでなく、メンタルケアにも影響します。「身

体から心に触れる」施術において大切なマッサージエリアです。

●お腹

体内のセロトニンの約 90% は腸内の神経細胞で生成されるので、腹部への施術も重要です。以下のようなセロトニン効果が期待できます。
①うつ症状の緩和や気分の向上　②食欲の調節　③睡眠の調節
④痛みの感覚の抑制　⑤腸の動きを調節

●腕

スマホの影響で腕の疲労を感じる人が増えています。人間の感覚と神経は手と口に集中し、手は足同様にツボが集中している場所です (86ページ)。

●デコルテ

「呼吸筋」が密集しているデコルテまわりはリラクゼーション効果が高い部位です。副交感神経が優位になり、深い呼吸を促します。

●フェイシャル

顔には三叉神経など、多くの感覚神経が集中しています。顔のマッサージや心地よい刺激は、感覚神経を介して脳に伝わり、その刺激は脳にポジティブな反応として伝わります。

フェイシャルの美容効果だけではなく、リラクゼーションや血行促進など健康や心の状態にもよい影響を与えます。

「リンパシー」の施術方法

前の章でもお話したように、**脳を「快」にする**ことで、**「オキシトシン」「セロトニン」「メラトニン」を活性化させ、「成長ホルモン」**を誘導していくのが「リンパシー」のメソッドです。実際の施術に入る前に、どのような考えのもと組み立てたものかご説明したいと思います。

オキシトシンは触れると出るホルモンですが、専門家の研究により、「心地よい刺激で15分間の背中の施術で血液中のオキシトシン量が増加する」ということが報告されています。ですから、ゴリゴリと痛みを感じる圧ではなく、**「軽擦程度の優しい圧」**で、よりリラクゼーションを感じてもらうのが大前提だと考えています。
「オキシトシンが45分以上分泌されて脳が快の状態になると、セロトニンの分泌を促す」という文献もあり、セロトニンはリズム運動を継続して行うことでも分泌しやすくなります。ですから、心地よい施術をできれば45分以上は行いましょう。

背骨の脇を通るC触覚線維という神経線維は、肌に触れて体毛が揺れることで反応し、オキシトシンを分泌します。「1秒間に5cmほど」のゆっくりとしたスピードでもっとも反応するといわれています。ですから**「ゆっくりとしたスピード」**も大切な要素です。
手や足は脱毛されている方も多いですが、背中は体毛が残っていることが多く、そういう意味でも背中を中心としたゆっくりとしたスピードでの施術には意味があります。

　手の密着感も大切。生徒さんに説明するときには**「包み込むような感覚」**と表現し、体重を乗せ、**手と肌の間に隙間をつくらない**ように意識するよう指導しています。それにより、セラピストとお客様の身体に一体感が出て、より「快」を感じていただけます。

　セロトニンや自律神経に影響を与える首のケアも欠かせませんし、セロトニンを増やすためには腸を整えることも大切なので、お腹のケアも重要な要素。ボディだけでなく、脳により近いフェイシャルの施術も非常に有効です。

　メラトニンの分泌量は光と関係があり、暗くなると分泌され始め、明るい部屋での施術では、その場でメラトニン誘導まではできません。でも、**日中に分泌されたセロトニンはメラトニンの原料となります。**施術中にセロトニンまで誘導できれば、家に帰って、夜、部屋を暗くしたタイミングでメラトニンが分泌され、質のよい睡眠につながると考えられます。
　そして、**メラトニンが分泌された質のよい睡眠によって、「若返りホルモン」と呼ばれる成長ホルモンが出てくる**という流れになります。

ホルモン分泌を促すテクニック

誘導するホルモン	テクニック
オキシトシン	①1秒間5cm程度のゆっくりしたスピード ②ゴリゴリしない優しい力加減 ③包み込まれるような感覚 ④15分以上の背中へのアプローチ ⑤有毛部へのケア ⑥腕・手は神経アプローチ　ほか
セロトニン	①手のひらを密着し、手を離さない ②リズム運動に似た一定のスピード感 ③包み込まれるような感覚 ④腸管へのアプローチ ⑤首など脳に近い部分へのアプローチ　ほか
メラトニン	①静かな動きテクニック ②セラピストの所作 ③足裏から脚全体へのアプローチ ④手から腕全体へのアプローチ ⑤耳まわりへのアプローチ　ほか
成長ホルモン	①緊張を解放してコルチゾールの除去 ②デコルテまわり(呼吸筋)へのアプローチ ③耳下腺・唾液腺へのアプローチ ④頭皮へのアプローチ ⑤全身リラックスへのアプローチ

手は肌に密着させる

　この章でご紹介する手技に共通していえることは、「セラピストの手は常にお客様に密着させていること」です。

　指先は立てず、手のひらに少し体重をのせることで、密着度を上げます。しかし、力を加えるのではなく、体重ののせ方で、お客様に心地よい圧を感じてもらうように、意識します。

　ゆっくりしたスピード感で、よりリラックスしていただけるよう、お客様の状態にも注意を払います。身体のマッサージ範囲の端から端まで、1cmでもたくさん触ることを意識しましょう。私は「ゴッドハンド」を持つセラピストの特徴はここにある！と思っています。

　リンパシーはたくさんの手技があるわけではありません。主義そのものはシンプルで、繰り返しの部分が比較的多くなります。そのぶん、**ひとつひとつの工程をより丁寧に行う**ことが最も大切です。

注意　手は肌に密着させ、ホルモン分泌を促します。

手のひら

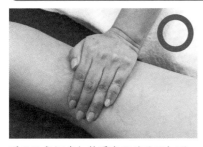

手のひらに少し体重をのせることで、密着度を上げます。体重ののせ方で心地よい圧になるように調節しましょう。

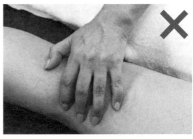

手のひらが浮いて密着感がないと、指先だけを使うことになり、感触がまったく異なってしまいます。

親指

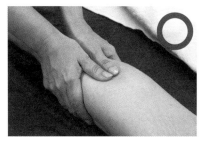 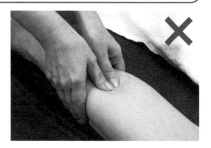

親指を揃えて寝かして、指の腹の部分を密着させて流していきます。

親指が立った状態だと指先での点圧になってしまい、心地よさより痛さを感じることも。

猫手（こぶし）

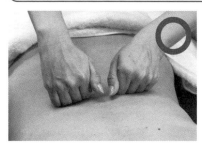 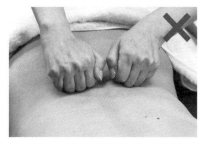

猫手にし、4本の指背の第1関節と第2関節の間の面を密着させてローリングするように刺激しましょう。

指の腹をつけて面を使わず、関節だけを使ってゴリゴリとやるのはNG。

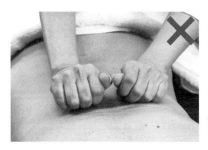

親指は4指にしっかりとつけ、立てないようにしましょう。

この章の見方

本書でご紹介するリンパシーの各動作について、繰り返し行う場合の回数と、それらをどのくらいの時間をかけて行うのか、目安となる時間を示しています。体の裏側を触れる場合は点線で表しています。

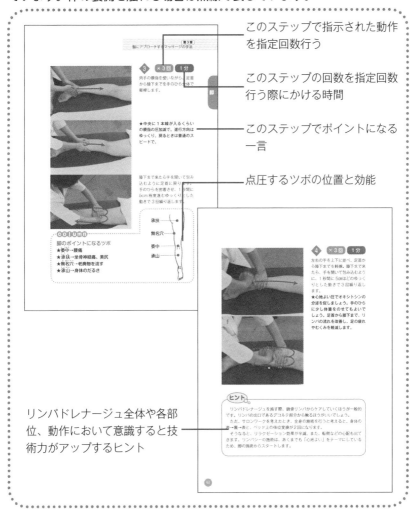

このステップで指示された動作を指定回数行う

このステップの回数を指定回数行う際にかける時間

このステップでポイントになる一言

点圧するツボの位置と効能

リンパドレナージュ全体や各部位、動作において意識すると技術力がアップするヒント

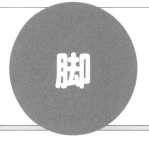

脚

慢性疲労の方には、特に脚の施術をしっかりと行います。脚の血流がよくなると脳が活性化され、脳疲労の解消につながります。身体全体のリラックスやホルモンのバランスを整える効果も期待できます。
【効果】
血流促進、代謝促進、慢性疲労の改善、婦人科系の不調改善、腰痛予防など

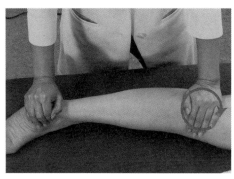

 ① 　　1分15秒

膝裏に手のひらを密着させて小さく円を描くように20回軽擦し、リンパ節を開きます。膝下リンパ節は重要なリンパ節です。ゴミ箱をきれいにするイメージで。

★すべての行程のファーストタッチとなるので、丁寧に優しく触れ、お客様に安心感を与えましょう。

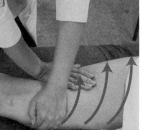

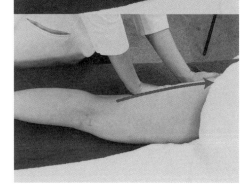

 ② ×3回 2分

膝下から太もも、お尻の下から鼠径リンパ節までと、内側から外側へ、斜め上へ上がりながら、膝横から骨盤までを手のひらを使って軽擦。手のひらを密着させ、1秒間に5cmほどの動きで3回繰り返します。リンパの流れが身体の中心から外側へ自然に流れるようにします。

★手のひら全体でゆっくりとしたストロークを行います。オキシトシンを分泌させることでリラックスモードへ。血流がよくなるため、代謝アップも期待できます。お尻の下ギリギリまで軽擦するとヒップアップ効果があります。

脚

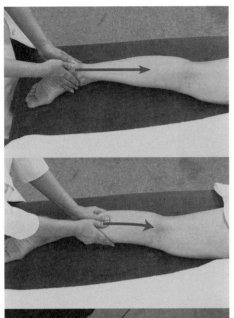

 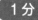

両手の親指を使いながら、足首から膝下までを手のひら全体で軽擦します。

★中央に1本線が入るくらいの親指の圧加減で。進行方向はゆっくり。戻るときは普通のスピードで。

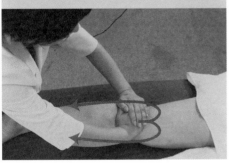

膝下まで来たら手を開いて包み込むように足首に戻ります。手のひらを密着させ、1秒間に5cm程度進むゆっくりとした動きで3回繰り返します。

column

脚のポイントになるツボ
★委中（いちゅう）→腰痛
★承扶（しょうふ）→坐骨神経痛、美尻
★無名穴（むめいけつ）→老廃物を流す
★承山（しょうざん）→身体のだるさ

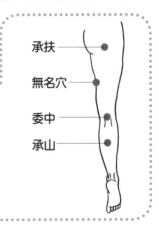

承扶

無名穴

委中

承山

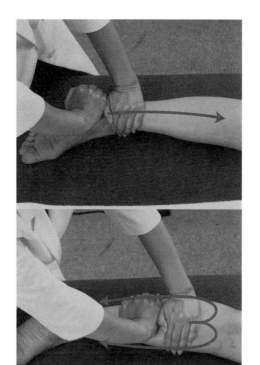

 4 ×3回 1分

左右の手を上下に並べ、足首から膝下までを軽擦。膝下まで来たら、手を開いて包み込むように、1秒間に5cmほどのゆっくりとした動きで3回繰り返します。

★心地よい圧でオキシトシンの分泌を促しましょう。手のひらに少し体重をのせてもよいでしょう。足首から膝下まで、リンパの流れを改善し、足の疲れやむくみを軽減します。

 ヒント

　リンパドレナージュを施す際、鎖骨リンパからケアしていくほうが一般的です。リンパの出口であるデコルテ部分から触るほうがいいでしょう。

　ただ、サロンワークを考えたとき、全身の施術を行うと考えると、身体の表→裏→表と、ベッド上の体位変換が2回になります。

　そうなると、リラクゼーション効果が半減、また、転倒などの心配も出てきます。リンパシーの施術は、あくまでも「心地よい」をテーマにしているため、脚の施術からスタートします。

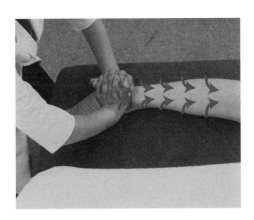

5 ×3回 1分30秒

両手の指を組み、小指を足首に
かけてかかとを手根部ではさ
み、5回つまみ上げる。足首に
手を密着させたまま、手を離さ
ずに足首を絞るようなイメージ
で行います。

★外くるぶしの下が卵巣、内く
るぶしの下が子宮の反射区なの
で、そこも刺激します。

★手前にすくい上げるように。
足首は力を入れすぎると痛いの
で注意。

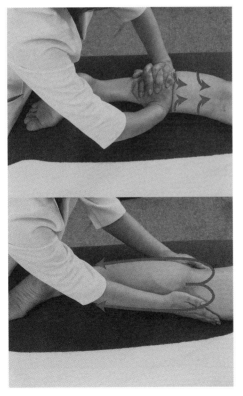

手を組んだまま、ふくらはぎか
ら膝下へ滑らせてつまみ、滑ら
せてつまみを繰り返しながら、
上で移動。膝下まで来たら手を
開いて包み込むようにし、1秒
間に5cm程度進むゆっくりし
た動きで足首へ戻ります。イモ
ムシのような動きで筋肉をはさ
み上げるイメージで。

★ふくらはぎの筋肉は、ポンプ
のように血液を下から上に押し
出す役割があるため、「第2の
心臓」と呼ばれています。下半
身から心臓への血液還流を助
け、血流を促進、自律神経を整
えます。

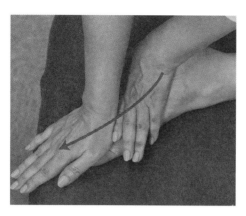

 30秒

開始点であるかかとから、終点
である足の指先まで均等な圧力
で滑らせます。足裏全体に均等
な圧をかけることが大切。 特
に指先までしっかりと触れるこ
とで、足裏の反射点全体を刺激
します。終了のときには、手の
指先が最後にベッドに触れるよ
うにします。

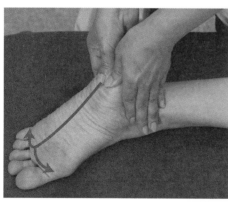

 ×3回 **30秒**

足裏を両手の親指でかかとから
足先に向かって強擦。足の指の
つけ根まできたら、外側に向
かって親指を開きます。

★足裏の中央に1本の線が出
るくらいの圧が加わるようなイ
メージで体重をのせます。かか
とのギリギリの部分からスター
トし、足の指のつけ根で親指を
開いたら、足裏の外側エッジを
刺激します。

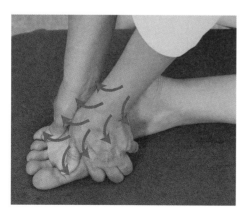

 1分

足裏を親指でかかとから強擦で
開きながら、足の指のつけ根ま
で下ります。

★水分・ミネラル不足、血行不
良の方は足裏がつりやすいので
要注意。

脚

足裏の症状別ポイント（反射区）

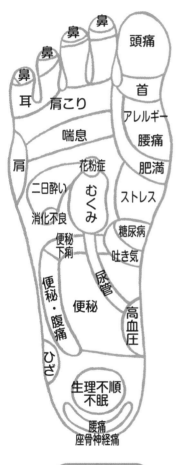

右足

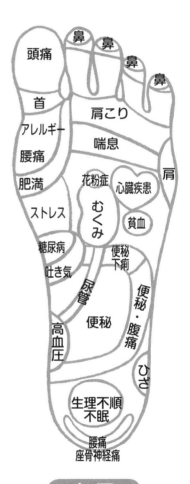

左足

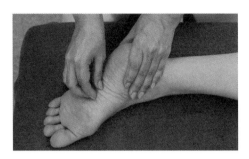

 9 〔10秒〕

指先で足裏全体に行きわたるよう、トントンとリズミカルに刺激します。回数は決まっていません。

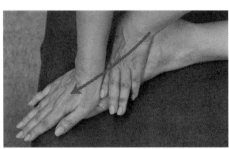

 10 〔×5回〕〔30秒〕

足裏をかかとから足先に向かって、両手の手のひらと指に体重をのせて、5回軽擦します。

★かかとから足の指先まで、足裏全体に均等な圧をかけることが大切。特に指先までしっかりと触れて、足裏の反射点全体を刺激します。終了時は、手の指先がベッドに触れるようにします。

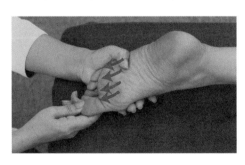

 11 〔×3回〕〔30秒〕

足の指の間をはさんで、手前に引くように各3回ずつ指を抜きます。最後まで抜ききります。

★これにより、指間のリンパの流れが最大限に促進されます。

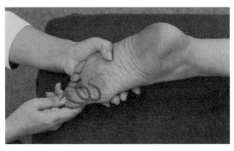

 12 〔40秒〕

足の指のつけ根から指先まで回転させながら、すべての指を順にもみほぐします。もう片方の手で足を持ち、支えながらやさしく行います。

★回すときは、親指の腹を使って優しくくるくる。足の指の関節はデリケートなので、ゆっくりと行います。

足の甲の症状別ポイント（反射区）

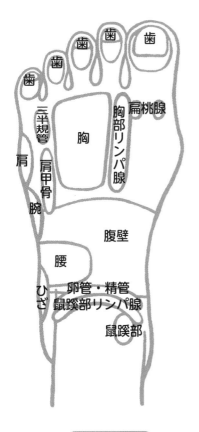

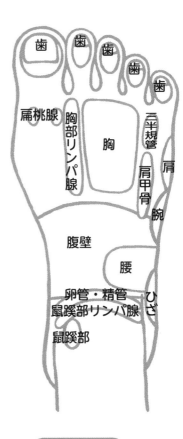

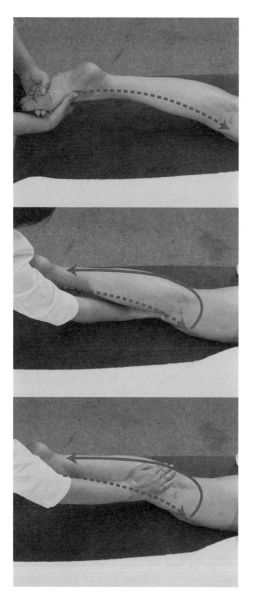

13 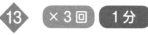 **×3回** **1分**

足の甲に手をあて、足首からひ
ざ下まで手を徐々にずらして触
れていきます。すねの部分は足
の重みを利用して軽擦します。

片方の手で足を軽く持ち上げ、
反対の手で手のひら全体を使っ
て膝上までマッサージしたら、
ふくらはぎを通って、足首まで
戻ります。3と同じ施術になり
ます。
★すねは骨が近い部分もあるた
め、強く圧迫しないように気を
つけましょう。

脚

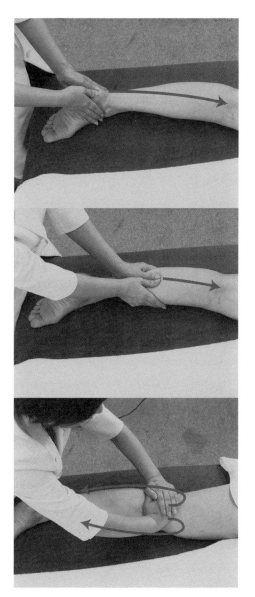

14 ×3回 1分

両手の親指を使いながら、足首から膝下までを手のひら全体で軽擦します。

★中央に1本線が入るくらいの親指の圧加減で。進行方向はゆっくり。戻るときは普通のスピードで。

膝下まできたら、手を開いて包み込むように足首に戻ります。手のひらを密着させ、1秒間に5cm程度進むゆっくりとした動きで3回繰り返します。

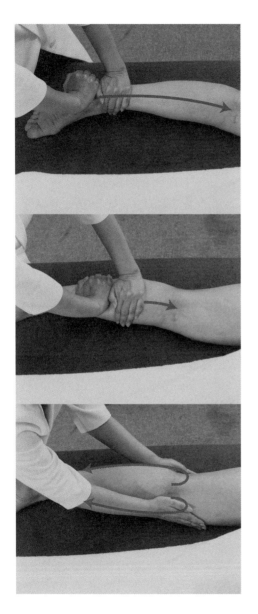

 ×3回 **1分**

左右の手を上下に置き、足首から膝下まで軽擦します。膝下まできたら、手を開いて包み込むように、1秒間に5cm程度進むゆっくりとした動きで3回繰り返します。

★心地よい圧でオキシトシンの分泌を促します。手のひらに少し体重をのせてもよいでしょう。足首から膝下までのリンパの流れを改善し、足の疲れやむくみを軽減します。

脚

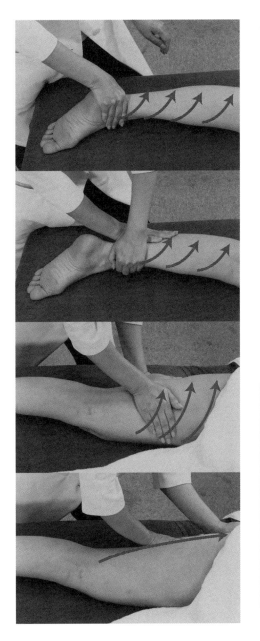

 ×3回 **1分30秒**

足首の内側からふくらはぎ、膝下、太もも、さらにお尻の下から鼠径リンパ節までと、内側から外側へ、斜め上へ上がりながら、膝横から骨盤までを手のひらを使って軽擦します。手のひらを密着させ、1秒間に5センチ程度進むゆっくりした動きで3回繰り返します。リンパの流れが体の中心から外側へ自然に流れるようにします。

★さらにゆっくり、呼吸と合わせて、セロトニン誘導を促します。

ヒント

脚のマッサージを行う際、最後は脚全体を流すことが重要。これはマッサージの仕上げとしての役割を持っています。これが、足のドレージュ終了のサインになります。

施術を行う際の姿勢は、足をしっかりと広げてバランスをとることが大切です。移動の際にパタパタ動いて足音が聞こえないように注意しましょう。

背中

15 分間の背中のマッサージは脳内ホルモンを分泌させるといわれています。リラックスすることで、コルチゾールの減少やオキシトシンの増加が促進。オキシトシンの分泌はセロトニンの誘導にもつながります。

【効果】
自律神経を整える、ホルモンバランスを整える。ストレス・気分の落ち込みなどの精神症状の改善、肩こり予防、妊活など

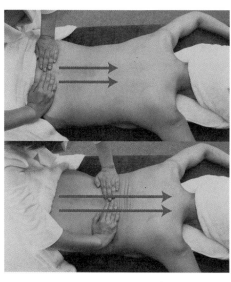

1 ×3回 2分

仙骨から背骨の両端を、ゆっくり通って上がります。

肩甲骨のあたりにきたら、手の向きを縦にし、指先に少しの圧を加えて、筋肉のこりや緊張を確認しながら施術します。

首のつけ根で少しゆるめ、手を開き、首の横を包み込むように耳のつけ根に向かって上がります。

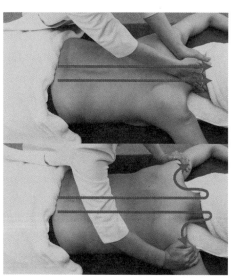

そのまま下りながら表の鎖骨リンパを触ります。肩を包むように上腕へ手をすべらせ、冷えている部分を温めながら戻ります。背骨周辺はデリケートなので、直接圧迫しないように気をつけましょう。

★お客様の肌の感覚を意識しながら、お客様とセラピストが一体化するようなストロークがポイント。施術の前に自分の呼吸を整えましょう。

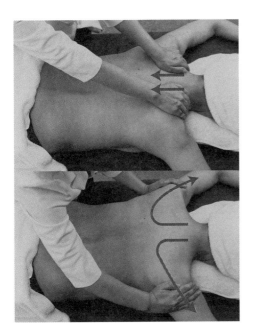

 ×3回 30秒

肩甲骨を内側からなぞりながら、手根部を使い腋窩へ移動します。背中の肩甲骨周辺や腕の起始部は、ストレスによりとる姿勢で緊張が生じやすい部位です。

手根部を入れ、手のひらを背中に密着させ、緊張筋結束の癒着をとるイメージで行います。

背中

column

背中のポイントになるツボ1

★完骨(かんこつ)→頭痛・不眠・自律神経を整える
★肩井(けんせい)→肩こり・血行促進
★膏肓(こうこう)→自律神経を整える

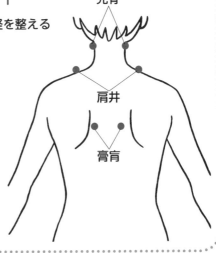

完骨

肩井

膏肓

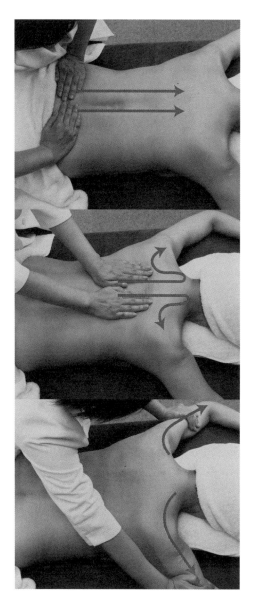

 3　[×３回]　[1分30秒]

仙骨から背骨の両端を通って、ゆっくりと上がります。肩甲骨のあたりにきたら、手の向きを背骨と平行にし、指先に少し圧を加えて、筋肉のこりや緊張を確認しながら施術します。

首のつけ根で少しゆるめ、指先を少し鎖骨へまわし、そのまま下り、肩を包むように上腕へ手をすべらせます。鎖骨リンパ、腋窩リンパを意識します。

★上腕部の冷えは内臓の冷えにもつながります。上腕部を温めるように軽擦。ゆっくりとさするように動かすことで、オキシトシンとセロトニンの分泌を誘発しましょう。

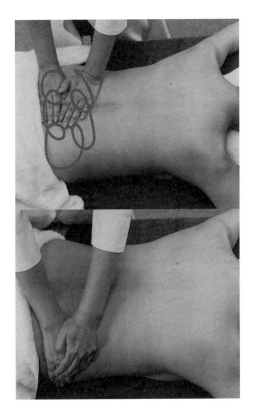

4 ×60回 2分

仙骨の周辺を中心に手を時計と
反対の方向にまわしながら軽
擦。60回ほど繰り返すことで、
腰を温めていくようなイメージ
です。

★仙骨の近くには太い血管が集
まっていて、骨盤内臓器につな
がる神経や副交感神経など、多
くの神経が通る場所です。この
部分を触ることで、全身の血流
アップに効果が期待できます。
また、子宮の機能を高めるの
で、婦人科系の不調や更年期症
状の緩和にもおすすめです。

背中

column

背中のポイントになるツボ2

★腎兪→めまいや耳鳴り、
　腹痛、月経不順や泌尿器系

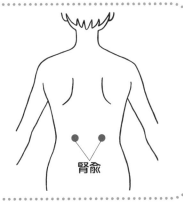

腎兪

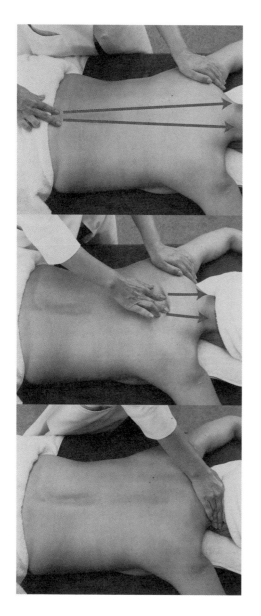

5 **×3回** **1分**

人差し指、中指を使い、背骨を
はさむようにして、むくみや詰
まりを確認しながら指先で圧を
かけて上がっていき、背骨を通
します。首のつけ根まで来た
ら、手を開き頭のつけ根をほぐ
します。

★自律神経は背骨のまわりに
通っているため、背骨やその周
辺の筋肉の緊張をゆるめること
は大切です。

背中

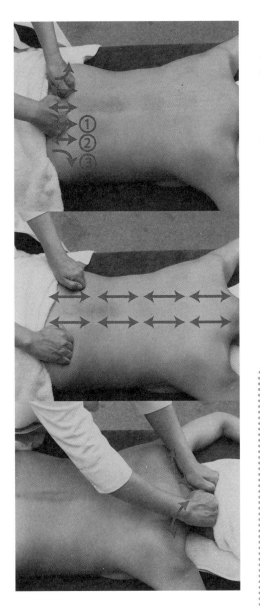

6 ×3回 2分30秒

手を猫手のように丸めて軽く押しつけます。仙骨から背骨の両端ラインを4ブロックに分け、少し横にずらしながら（1ブロック目だけ3線、あとは1線）、腰・肩・背中の筋肉をほぐすように3回ずつ動かします。首まで上がったら、肩上部を3回ほぐし、背骨の両脇のラインを通って仙骨へ戻ります。

★ゴリゴリと強い圧ではなく、猫手をお客様の身体に押し付ける程度で筋肉を動かしていくイメージで行いましょう。背骨沿いの筋肉をしっかりとほぐして全身のリラックスを促します。

column

背中のポイントになるツボ3

★肝兪（かんゆ）→疲労回復
★志室（ししつ）→腰背痛や坐骨神経痛

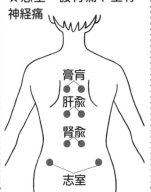

膏肓
肝兪
腎兪
志室

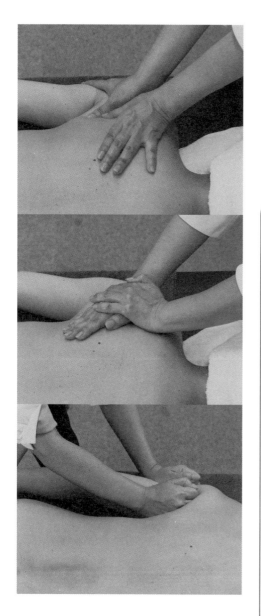

7 ×3回 片側10分

ここは、セラピストそれぞれの
オリジナルバージョンの手技を
入れます。母指球、手のひら全
体、猫手、上腕を使って、肩こ
りのもとになる筋肉をほぐしま
しょう。片側ずつ3分間×3回。

 ヒント

オリジナルの手技の一例をご
紹介します。
肩甲骨は、縦長の二等辺三角形
の形をし、肩甲骨の周囲には、
大きな筋肉である僧帽筋があり
ます。この筋肉は、首や肩の緊
張やこりがある場所で、指先や
手のひら、猫の手などを使い、
肩甲骨の縁をなぞるように優し
く圧をかけます。この際、縦方
向と横方向の両方に圧をかけて
みましょう。肩甲骨、肩上部、
腕のつけ根、腰は特に緊張が集
まりやすいエリアです。脊柱や
肋骨などの骨があるので、骨に
は圧を加えないように注意しな
がら行います。
ここは3回繰り返すので、
1回目は手指と手のひら
2回目は猫手
3回目は前腕
など、パターンを決めておくと
スムーズです。途中で手が止
まったり、迷うのは、お客様を
不安にさせるので、NGです。

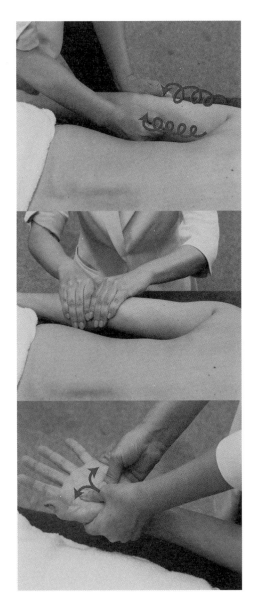

3回目は腕まで。この腕も猫手
でほぐし、肘から手首まで点圧。
3回目のみ、手のひら全体で面
を押し、母指で点圧。反対も同
様に行います。

前腕ストロークを行います。体
重の移動とともに、前腕を滑ら
せるように動かします。幅広い
範囲でほぐすことが可能です。

背中の横側には、深い筋肉や緊
張がたまりやすい部分です。こ
の部分のケアには、前腕を縦に
し、ゆっくりと上下に滑らせる
動きが効果的です。

上腕がパソコンやスマホの使い
すぎで冷えている方が増えてい
ます。

肘から下腕にかけての筋肉やつ
まりを確認しながら、ゆっくり
と点圧を行っていきます。

3回目は手のひらを開くような
イメージで行います。

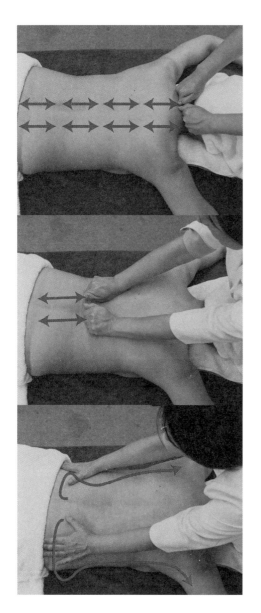

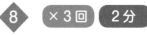

8 ×3回 2分

65ページステップ6の手技を逆に行います。首から腰へ向かって4ブロックに分け、1ブロック4線ずつ猫手をローラーのように動かしながら腰まで下りていきます。

★仙骨まで手が届かない場合や、お客様の体型によっては、お客様の横側に立ち、アプローチしやすい角度からマッサージします。

両手の手のひらを使って、上方向へとストロークをかけます。お客様の腰の横側をやさしく押し包みながら戻ります。
ウエストのお肉を拾うイメージで手を動かします。

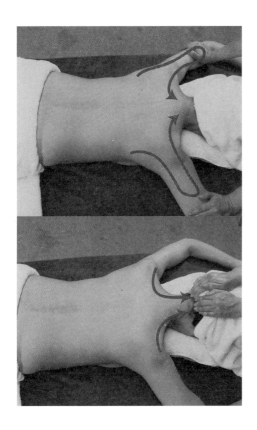

仙骨から腕の付け根まで戻った
ら、上方向へとストロークをか
けます。そのまま上腕へ移動
し、再び肩から首のつけ根まで。
首を点圧するときは身体を自分
のほうに引くイメージで、指の
腹を使って点圧を行います。
このとき、直接垂直に圧を加え
るのではなく、やや斜めに圧を
入れることで、筋肉の深部まで
効果的にアプローチすることが
できます。

背中

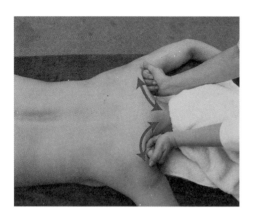

 9 ×3回 1分

肩上部から首にかけて、猫手を
ローラーのように動かしながら
往復10回。骨に直接当たらな
いように、筋肉の部分だけを滑
らせます。
★肩上のこりを強く感じやすい
部分へのアプローチです。

母指を自分のほうに向け、肩甲
骨ラインの下部からスタートし
ます。

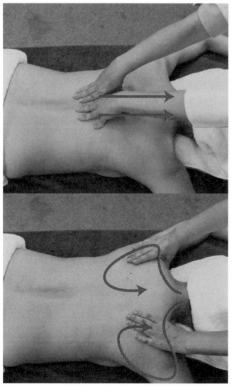

首のほうへ流すような動きをし
ます。
首に向けて流したあと、手首の
動きを活かし、肩甲骨に戻りま
す。この動きはリズミカルに行
い、筋肉に沿ってなぞるように
します。

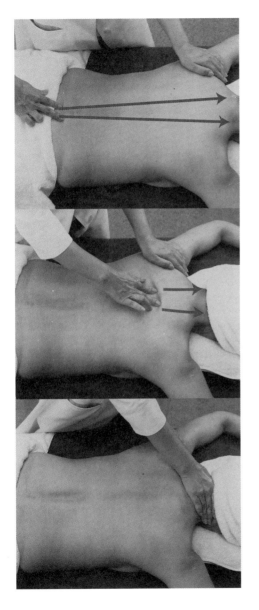

×3回 1分

人差し指、中指を使い、背骨を
はさむようにします。むくみや
詰まりを確認しながら指先で圧
をかけ、背骨の横を上がってい
きます。首のつけ根まできた
ら、手を開き、頭のつけ根をほ
ぐします。

★ここからは繰り返しの手技が
続きますが、1回目よりもさら
に、ゆっくりとしたスピードを
意識しましょう。

背中

この手技は、5番目の工程と同
じで、効果も同様ですが、お客
様の最初の身体の状態の違いな
どを確認してください。
むくみがとれているかな？　筋
肉ほぐれているかな？　血流が
よくなっているかな？　など5
番目に行ったときとの違いがわ
かったら、お客様にもお知らせ
しましょう。

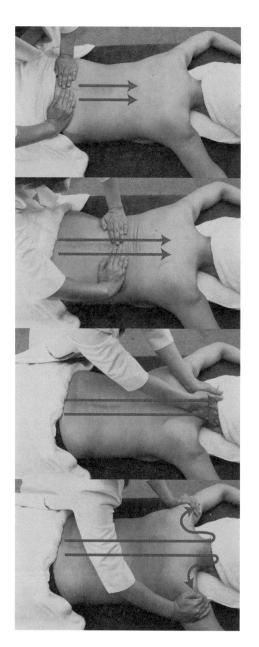

 ×3回 **2分**

ここは60ページのステップ1
と同じ動作になります。
仙骨から背骨の両端を、ゆっく
り通って上がります。
肩甲骨のあたりにきたら、手の
向きを縦にし、指先に少しの圧
を加えて、筋肉のこりや緊張を
確認しながら施術します。
首のつけ根で少しゆるめ、手を
開き、首の横を包み込むように
耳のつけ根に向かって上がりま
す。

そのまま下りながら表の鎖骨リ
ンパを触ります。肩を包むよう
に上腕へ手をすべらせ、冷えて
いる部分を温めながら戻りま
す。背骨周辺はデリケートなの
で、直接圧迫しないように気を
つけましょう。
★お客様の肌の感覚を意識しな
がら、お客様とセラピストが一
体化するようなストロークがポ
イント。施術の前に自分の呼吸
を整えましょう。

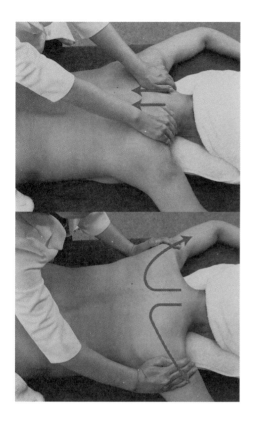

 ×3回 30秒

肩甲骨を内側からなぞりながら、手根部を使い、腋窩へ移動します。
★ステップ2の工程と同じ施術に戻ります。2回目なので、肩甲骨まわりの動きが軽くなっていることを確認しましょう。

背中

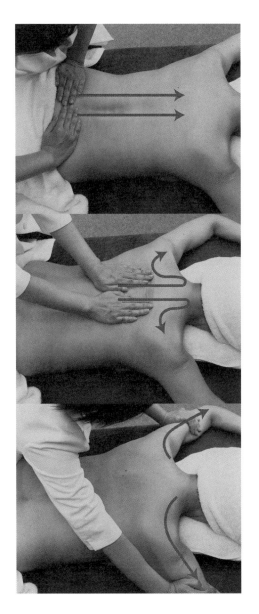

ここは62ページのステップ3
と同じ動作になります。

仙骨から背骨の両端を通って、
ゆっくりと上がります。肩甲骨
のあたりにきたら、手の向きを
背骨と平行にし、指先に少し圧
を加えて、筋肉のこりや緊張を
確認しながら施術します。

首のつけ根で少しゆるめ、指先
を少し鎖骨へまわし、そのまま
下り、肩を包むように上腕へ手
をすべらせます。鎖骨リンパ、
腋窩リンパを意識します。

★上腕部の冷えは内臓の冷えに
もつながります。上腕部を温め
るように軽擦。ゆっくりとさす
るように動かすことで、オキシ
トシンとセロトニンの分泌を誘
発しましょう。

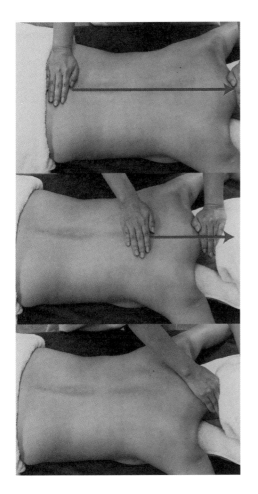

 ×3回 30秒

片手を首のつけ根に置き、もう片手を仙骨からゆっくり首へ向かって軽擦。

★最後を惜しむようにゆっくりとしたスピードで行い、鎮静とともにマッサージの終わりを伝えます。

背中

ヒント

手のひらの柔らかさ、温かさを伝えましょう。最後のタッチや動きをゆっくりと行うことで、身体全体が安定し、背中のマッサージの終わりというメッセージを伝えることができます。

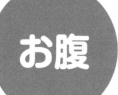

お腹

腸へのアプローチはセロトニン分泌を促すだけでなく、骨や血液など生体活動にも影響します。
【効果】
胃腸の緊張をほぐす、血行促進、生理痛の緩和、精神症状の安定、女性ホルモンの活性化

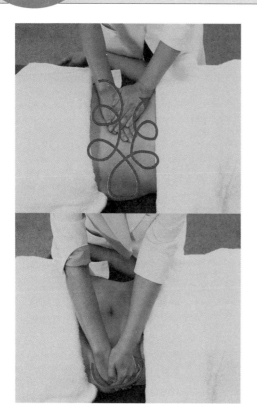

1 〔×60回〕 〔2分〕

両手を重ねて、時計回りに小さく回しながら、腹部全体を軽擦します。お腹の横も触れてください。マッサージ後のリラックス感を持続させます

★腹部は臓器が多いため、過度な圧は避けましょう。

お客様が眠っていない場合、特にリラックスした呼吸を促すことで、より深いリラックス効果を得ることができます。

毒出し呼吸（26ページ）を体内の酸素供給を向上させ、余分な炭酸ガスを排出する助けとなります。

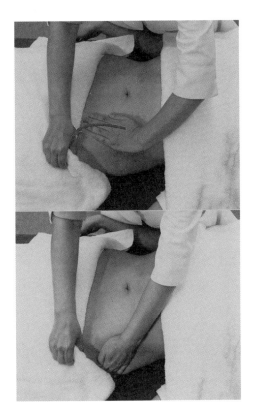

 2 各5回 30秒

鼠径リンパ節に向かって左右5回ずつ流します。

★鼠径リンパ節は、腹部と下肢のリンパが集まる大きなリンパ節群で、このエリアのマッサージは重要です。

お腹

お腹のポイントになるツボ
★丹田(たんでん)→お腹の冷え・便秘

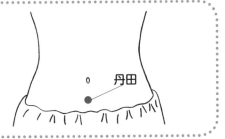

丹田

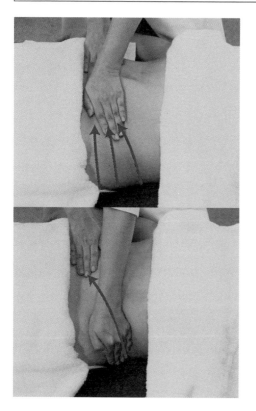

③④セットで
片側 **3分**

3 ×15回

横腹から丹田(おへそから指3本下のあたり)へ向けて軽擦します。

★丹田は東洋医学で「生命のエネルギーセンター」ともいわれます。この位置に手が到達したら、温かさやエネルギーの感じをイメージしながら施術します。

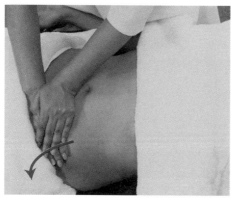

4 ×3回

横腹から鼠径リンパ節に向かって軽擦し、流します。

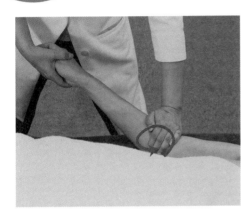

腕

手のこわばりは自律神経の乱れの初期症状でもあります。お客様の主訴をよく聞き、丁寧に対応しましょう。
【効果】
血流促進、毒素排泄、冷え改善、自律神経を整える

1 ×60回 1分

肘裏を軽く押さえ、20回回します。それぞれの手は密着させ、肘裏は包み込むようにして、右手は時計回り、左手は反時計回りに回します。

★肘裏は、血液やリンパの流れが集まる部位です。特にリンパの流れがよくないと、上腕部や手首、手にむくみが起きやすくなるので、しっかりと回しましょう。右手の肘裏をマッサージする際は左手を使い、反対の場合は右手を使います。立ち位置が変わると体勢も変わりますので、臨機応変に。

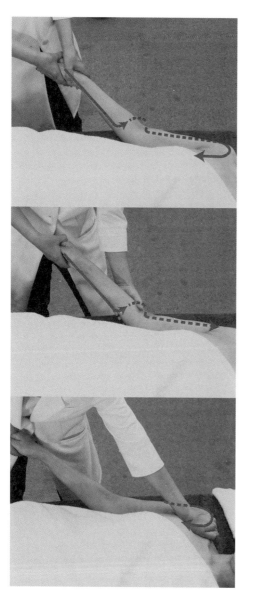

 2 ×5回 2分

手のひら全体を密着させ、手首
の内側から上がり、肘あたりで
二の腕の外側へまわり、肩の上
を通って腋窩へ。

★施術する手はお客様の横、頭
に向かって立ったとき、外側の
手になります。たとえば右腕を
マッサージする際は、左手のひ
らを手首の外側に当てます。

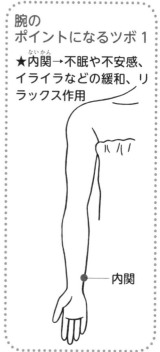

腕の
ポイントになるツボ１
★内関→不眠や不安感、
イライラなどの緩和、リ
ラックス作用

内関

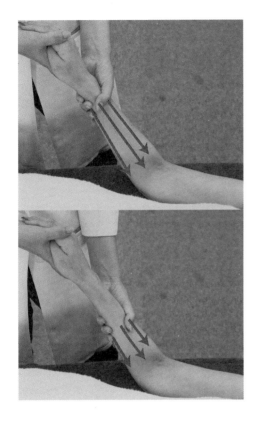

3 ×3回 1分

手首から肘に向けて軽くしぼる
ように圧をかけながら流しま
す。

内側から外側に向けて3回流
します。反対腕も同様に、左腕
も同じ手順でマッサージしま
す。
★特に日常的にパソコン作業や
手を酷使する作業をしている方
におすすめです。

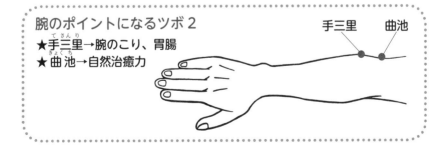

腕のポイントになるツボ2
★手三里（てさんり）→腕のこり、胃腸
★曲池（きょくち）→自然治癒力

手三里　曲池

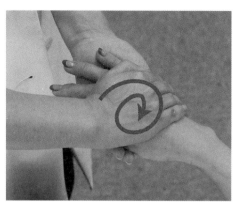

4 〔 **15秒** 〕

お客様の手を自分の手でしっかりとサポートし、手首はリラックスさせた状態にしてください。手の甲全体を優しく滑らせるように動かします。手首周辺も優しく丁寧にマッサージします。

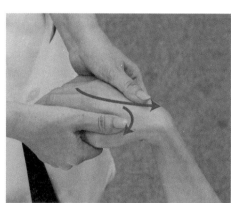

5 〔 **15秒** 〕

手の中心から外側へと向かって開きます。

★手は常に緊張している場所。緊張をゆるめるイメージで優しくほぐしましょう。

腕のポイントになるツボ3

★合谷→口内炎、肩こり、頭痛
★中渚→めまいや肩こりに

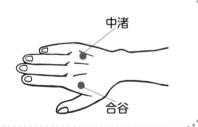

中渚

合谷

6 　　　　**30秒**

指の間をはさんで手前に引くように各3回ずつ指を抜きます。ただし、親指と人差し指の間は上（手の甲に向ける）に流します。

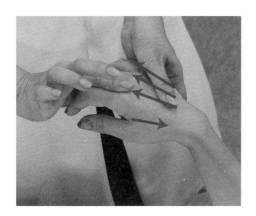

腕

腕のポイントになるツボ4
★指間穴（しかんけつ）　→寂しさ・不安感

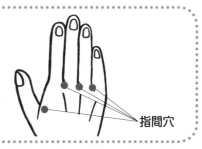

指間穴

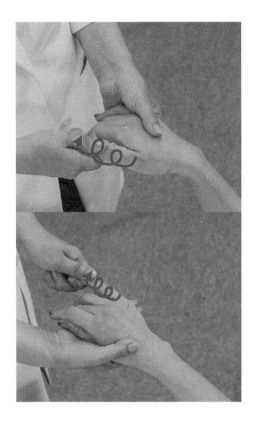

 7　　　　　　　　**1分**

指のつけ根から指先に向かっ
て、親指の腹を使って優しくく
るくるさすります。
指先に近づくと、指先部分を特
に重点的にマッサージします。
指先には上下左右の四方向に軽
く圧を加えます。
**★この動きは、指の先端部分の
血行をよくし、疲労を和らげる
効果が期待できます。**

腕のポイントになるツボ5
★井穴（せいけつ）
親指　ぜんそく、せきなどの呼吸器系
人差し指　十二指腸潰瘍、胃潰瘍などの消化器系
中指　難聴、耳鳴りなどの耳の症状
薬指　交感神経を刺激するので、眠気覚ましに
小指　不眠、肩こり、自律神経失調症、循環器
系

8 30秒

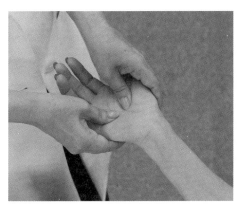

手のひらのツボを押して、しっかり刺激します。
★手のひらには多くのツボがあり、これらのツボを刺激することで全身の健康やリラクゼーション効果が高まります。

 9 10秒

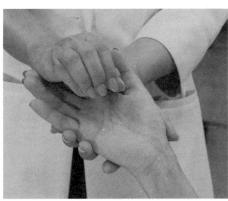

指先で手のひら全体を、トントンとリズミカルに刺激します。回数は決まっていません。

腕

手のひらの症状別ポイント（反射区）

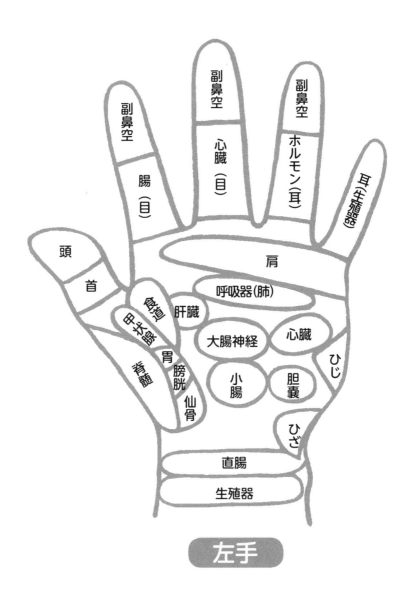

左手

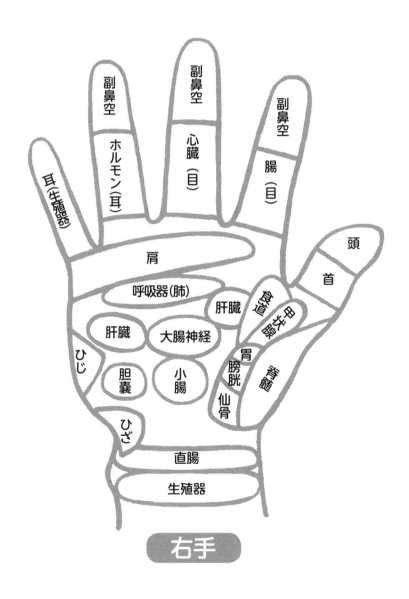

腕

右手

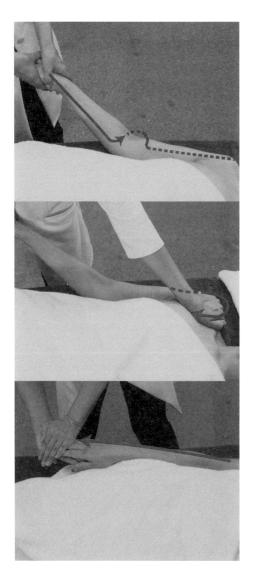

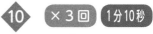

10 ×3回 1分10秒

手のひらを密着させ、手首の内側から上がり、肘あたりで二の腕の外側へまわり、肩の上を通って腋窩へ。これを3回繰り返します。

★最後はゆっくり丁寧に触れることで、オキシトシン分泌を促しましょう。お客様の腕にゆっくりと手を触れ、心地よい終わりを演出します。最後は手を優しくベッドに置きます。

3回目の帰りは指先まで下りてきて、両手で包み抜き切ります。

胸腺ホルモンは脳や神経に有害な前炎症性物質のバランスを整え、余分な水分や老廃物を排出する働きが高まります。
【効果】
自律神経のバランスが整う、ストレスの解消、質の高い睡眠、老廃物の排出、たるみなどのエイジングケア

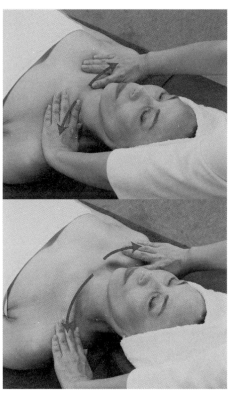

 1 ×5回 30秒

人差し指と中指で鎖骨をはさみ、他の指はお客様の肌に密着させます。鎖骨の内側から外側に向けてゆっくりとスライドさせます。鎖骨下リンパ節を5回開きます。

★リンパ節から、リンパ液で運ばれた老廃物を排出させます。しっかりと毒出ししていきましょう。鎖骨の下には鎖骨下リンパ節があります。ここは、老廃物や免疫応答のためのリンパ液が集まってくる、いわゆるリンパの出口です。

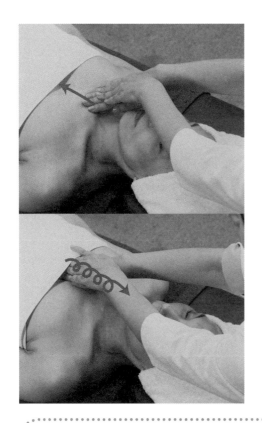

 ×7回 20秒

胸腺（管）を7回上下にやさしく丁寧に軽擦。優しいタッチで胸部の中央、すなわち胸骨の上部に手を置きます。ブラジャーの内側に入るくらい（谷間の場所まで）まで、両手を重ねて指を3本滑らせます。動きは優しく、流れるように。

★胸腺を開くことで呼吸が深くなり、リラックス効果を高めます。

7回目は円を描きながら戻ります。

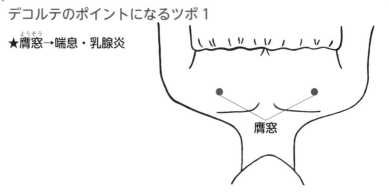

デコルテのポイントになるツボ1

★膺窓（ようそう）→喘息・乳腺炎

膺窓

3 ×3回 50秒

手を時計回りに動かしながら、デコルテを、中⇒右⇒中⇒左⇒中の順に軽擦。手のひら全体を密着させ、肩までしっかり触れましょう。

★大胸筋にもアプローチすることで身体の緊張を取り、ストレス疲れを軽減。このときに意識したいツボは膺窓です（前ページ）。

★デコルテは美容効果が高いエリアですが、気配りが必要な場所でもあります。

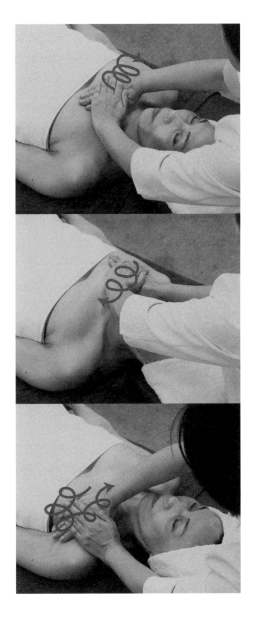

デコルテ

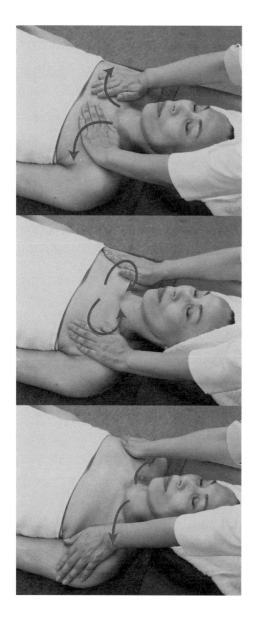

 ×3回 **20秒**

平泳ぎのような動きで胸部や乳首を避けるように、3回軽擦したあと、腋窩リンパ節へ3回流します。親指全体が腋窩の方向に向くようにし、ほかの指、手のひらは肩へ置きます。

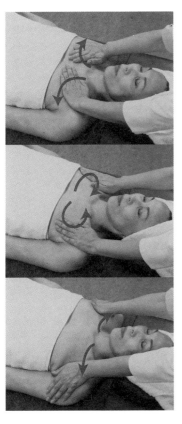

 5 ×3回 20秒

再び、平泳ぎのような動きで3回軽擦したら、腋窩リンパ節へ3回流します。

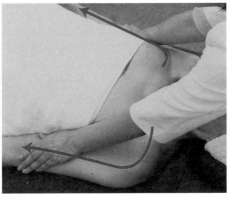

×3回 20秒

基本的には4と同じですが、次のステップへの導入になります。1回、2回、3回と腋窩に流し、3回目で肘まで降りていきます。

デコルテ

93

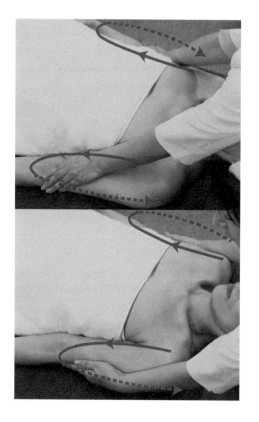

 ×3回 20秒

腋窩から腕、肘を通って裏側に触れながら肩までを3往復します。手のひらで包み込むようにさすります。

★ゆっくり丁寧に行い、オキシトシンの分泌を促します。

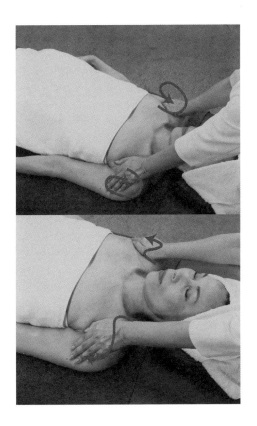

×3回 **10秒**

手のひらで胸の上部に沿って、肩の方向へ胸を開くように3回肩を円を描くようにさすります。

★巻き肩の矯正や血行促進の効果も期待できます。肩のマッサージが完了したら、背中の施術へ移行するので、この動きは次の施術への移行をスムーズにするためのものです。

デコルテ

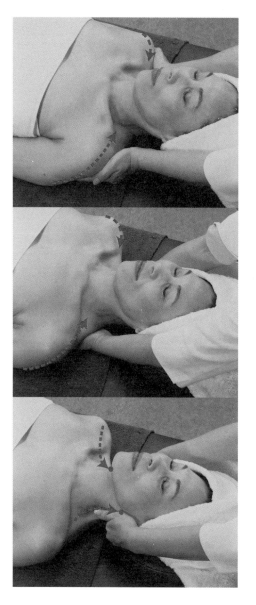

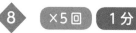

8 ×5回 1分

手のひらを肩先から背中にまわし、肩甲骨を通って首（ぼんの窪）へ上がります。

5回目で首（ぼんの窪）を押します。

 ×1回 20秒

首（ぼんの窪）から肩に戻り、腋窩リンパ節へ3回流します。
★この、同じラインを往復する動きは、マッサージのリズムを保つために重要です。
ステップ8の5回目が終わると腋へ3回流しますが、3回目は腕に降りていきます。

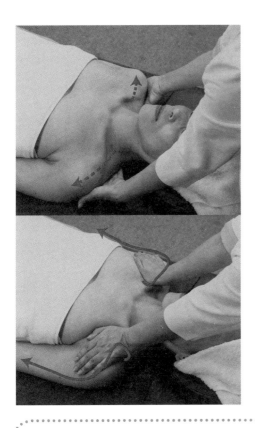

デコルテのポイントになるツボ2
★天柱 →後頭部のつけ根に位置する。
頭痛・首こり
・手を背側にまわし、仰向けに寝ているお客様の後頭部のつけ根を点圧する。

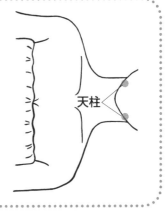

天柱

デコルテ

97

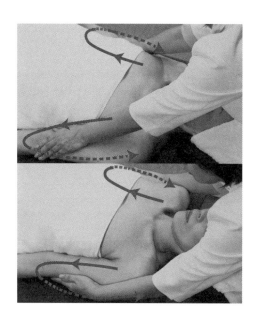

 10 ×3回 30秒

腋窩から腕、肘を通って腕の裏
側に触れながら肩までを3往復
します。手のひらで包み込むよ
うにさすります。

**★ゆっくり丁寧に行い、オキシ
トシンの分泌を促します。**

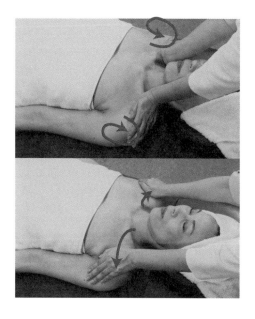

 11 ×3回 30秒

手のひらで胸を開くように3
回肩を回します。

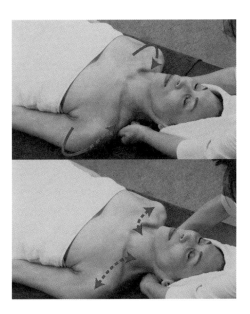

 ×5回 20秒

猫手（グーの手）で手首を返すようにして、肩、背中、首（ぼんの窪）の順に刺激します。

★胸鎖乳突筋も意識しながら行うことで、たるみケアにも効果があります。

★手を首まで移動し、左右の手がくっついたら、自分のほうに手首を返すような動きで猫手（グーの手）を利用して首の筋肉を優しく刺激します。肩の骨にあたらないように注意してください。

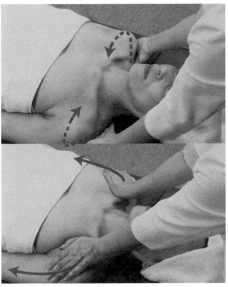

 ×3回 20秒

手のひらを開いて肩先へ移動し、腋窩リンパ節へ3回流します。

デコルテ

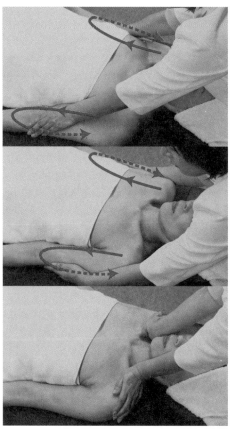

 14 ×3回 30秒

腋窩から腕、肘を通って腕の裏側に触れながら肩までを3往復します。手のひらで包み込むようにさすります。

★繰り返しの手技は1回目よりもさらにゆっくりと行うことで脳内ホルモンの分泌を促します。

 15 ×3回 30秒

手のひらで胸を開くように3回、円を描くように肩をさすります。

★肩のマッサージが完了したら、背中の施術へ移行するので、この動きは次の施術への移行をスムーズにするためのものです。

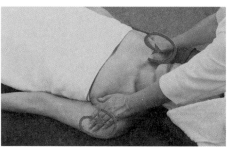

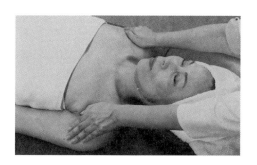

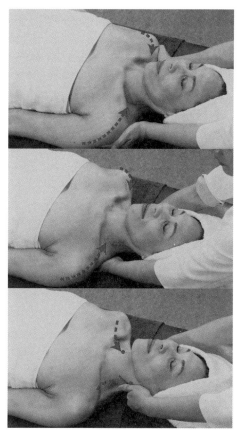

16 ×5回 30秒

手のひらを肩先から背中にまわ
し、肩甲骨を通って首（ぼんの
窪）へ上がります。

5回目で首（ぼんの窪）を押し
ます。

デコルテ

×3回 **30秒**

首（ぼんの窪）から肩に戻り、
腋窩リンパ節へ3回流します。

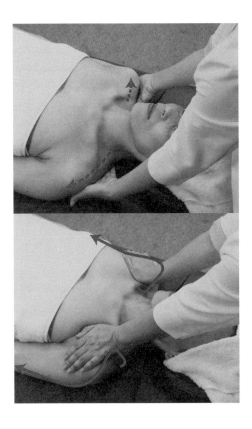

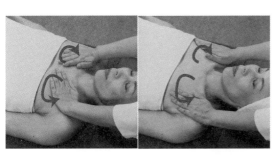

×2回

30秒

ステップ4と同じ。
平泳ぎのような動きで
3回軽擦したあと、腋
窩リンパ節へ3回流し
ます。

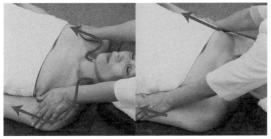

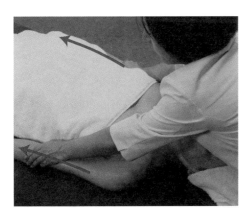

マッサージの最後の部分なの
で、特にゆっくりと深いリラク
ゼーションを促す速度で行う
ことが重要です。3回目は手を
ゆっくりと腕から離します。

デコルテ

フェイシャル

　顔には多くの感覚神経があり、優しく丁寧に刺激することでオキシトシンの分泌を促進。
【効果】
リラックス・小顔効果・むくみの軽減・肌のハリ・毛穴などのエイジングケア

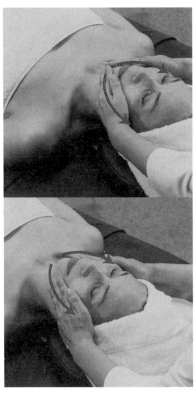

1 顎下（あごした） ×5回 1分

薬指をあごの下に置き、その他の指も軽く顔に触れるように配置します。あごの下から耳の横までゆっくりと滑らせるように移動します。
★顎下リンパ節に流れるリンパ液の流れを促進するので、顔のむくみがとれていきます。

ヒント
　顔のリンパ管や筋肉は、多くが上部へと向かって走行しています。したがって、顎から額に向けての施術は走行方向に沿ったものとなり、効果的なリリースが可能です。また、下から上の順番なので、施術も覚えやすいですね。

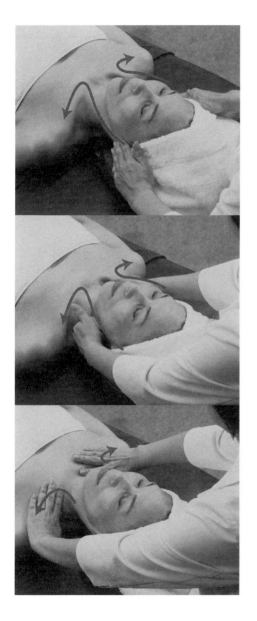

5回目で、親指を使って耳のす
ぐうしろから、鎖骨下リンパ節
まで流します。

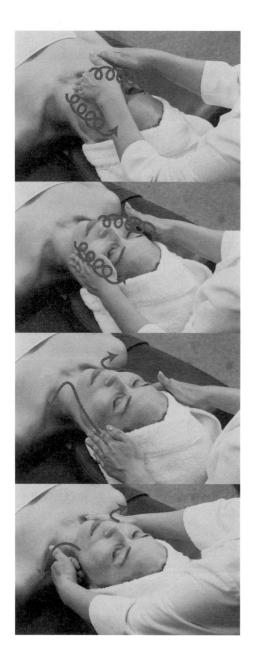

② 顎上 ×5回

1分

あごの中央を、指4本を使って
3回回して軽擦し、らせんを描
くように耳横まで流します。

5回目で、親指を使って耳のす
ぐうしろから、鎖骨下リンパ節
まで流します。

3 口　　　×5回

1分

唇を人差し指と中指ではさみ（その他の指は顔に密着させる）、口角を上げるように耳横へ流します。

5回目で、親指を使って耳のすぐうしろから、鎖骨下リンパ節まで流します。
★唇をつぶさないよう注意！

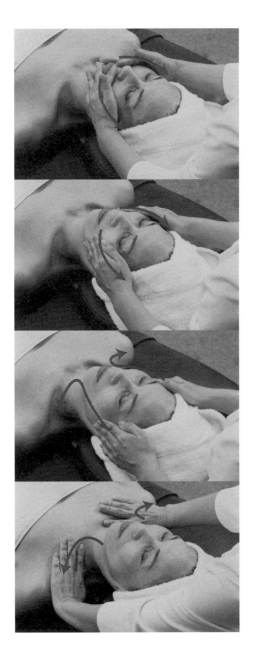

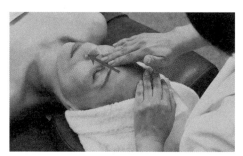

4 鼻

×5回

50秒

鼻を上から下へ流します。鼻の中央×5回、左側×5回、鼻の中央×5回、右側×5回の順に流します。

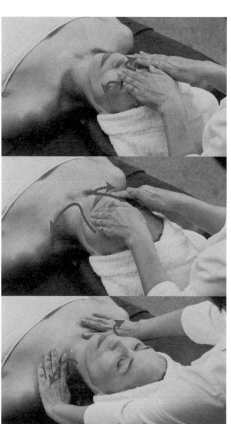

5 頬骨

×3回

1分

指を縦にして鼻を通し、頬の下から耳横へ流します。
5回目で、親指を使って耳のすぐうしろから、鎖骨下リンパ節まで流します。
★頬骨の下の部分は、形状的にへこんでいて、リンパの滞りやすい場所です。しっかりケアして老廃物やいらない水分を流していきましょう。

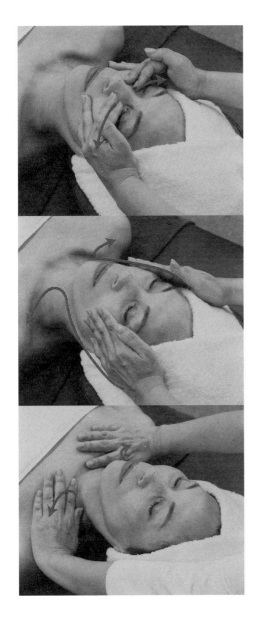

6 下まぶた ×5回 1分

目の下に人差し指と中指を横にして2本置き、薬指を添えて、指3本で耳横へ流します。

5回目で、親指を使って耳のすぐうしろから、鎖骨下リンパ節まで流します。

★目の下の部分は肌が薄いので慎重に行いましょう。リンパ液や血液の循環が悪くなると、ダークサークル（クマ）やむくみが出やすい部位です。

フェイシャル

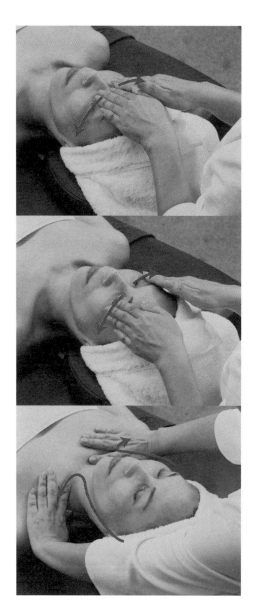

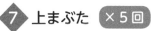 **7 上まぶた** ×5回

50秒

目の上に指を縦に置き、目を圧
迫しないように気をつけなが
ら、耳横へ流します。

5回目で、親指を使って耳のす
ぐうしろから、鎖骨下リンパ節
まで流します。

★目の疲れや乾燥を防ぎ、リフ
レッシュした目元になります。

眉　　×5回

1分

中指で眉頭にやや圧を加えてから、眉の上をなでて耳横へ流します。
5回目で、親指を使って耳のすぐうしろから、鎖骨下リンパ節まで流します。
★眉のマッサージは、特に日常のストレスや疲れからくる顔の緊張を和らげる効果があります。

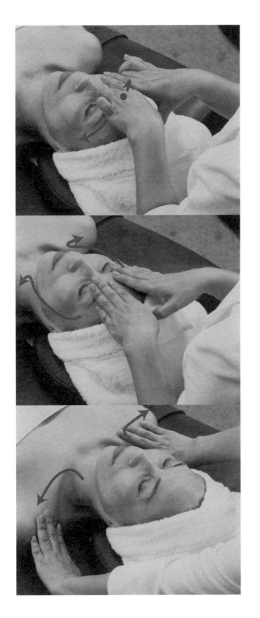

フェイシャル

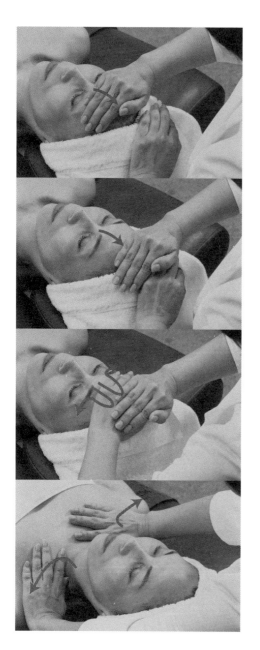

9 ▶ 額 ×5回

1分30秒

手を横にして密着させ、額を上に向かって5回撫で上げるように流します。

5回目で、両手を扇のように開き、そのまま耳の横に流します。額のしわやたるみ予防になります。さらに親指を使って耳のすぐうしろから鎖骨下リンパ節まで流します。

column

クロージングのタオルワーク

　すべての行程が終わったら、ヘッドマッサージで締めくくります。私たちは施術中に時折、お客様が深いリラクゼーションの中でまどろんでいる姿をお見かけします。

　そのとき、どのようにして目覚めていただくかがポイントです。

　いきなり「お疲れ様でした」では、それまでの積み上げた心地よさを一瞬で打ち砕いてしまうかもしれません。私たちがお客様にどのような終わりを提供するかを考えてみましょう。

　最初は頭への優しい接触です。その手の温もりと圧が、心地よさを伝え、すっきりとした目覚めへと誘います。

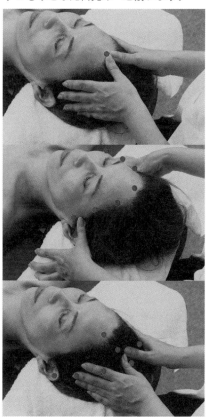

※これらの工程はすべてお客様の頭の下に敷いているタオルで頭部を包むようにして行います。ここでは、指の位置がわかるようタオルを外して撮影しています。

❶
両手で頭を包み込むように添え、親指で髪の生え際の真ん中から耳のほうに向かって何か所かツボ押し。

❷
額の髪の生え際中央から百会（ひゃくえ）（両耳を結んだ線と眉間から頭頂に延ばした線が交わる点の少し前にあるツボ）に向けて親指でツボ押し。さらに百会から耳の方に向かって点圧します。

フェイシャル

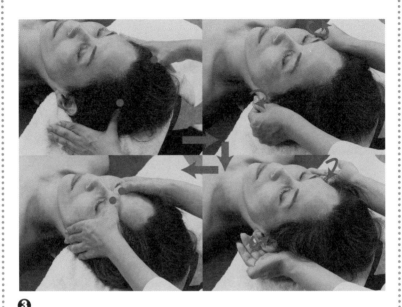

❸
耳たぶに優しいマッサージをします。耳たぶを親指と人さし指でつまんで
ゆっくりと回します。そして、タオルで下から耳を優しく包み込み、耳を
倒して、餃子のような形にして、そのまま目を覆います。
★耳への刺激で自律神経を整えることを助けます。

　すべての音と光、両方を一時的にシャットダウンして、静寂な世界
へお客様を誘（いざな）います。その後、タオルをゆっくりと離していきます。

　私たちセラピストが提供するこの最後のタッチは、お客様の記憶の
一部となります。「また来たい」という気持ちを生む大切な瞬間です。
手間を怠りませんように……。技術と情熱を表す工程と、位置づけて
います。

第4章

ホルモン分泌を増やす
接客アドバイス

顧客満足は脳次第

　脳内ホルモンの分泌は、人の気分、行動、感情に大きな影響を与えます。

　「オキシトシン」「セロトニン」「ドーパミン」は3大幸せホルモンと呼ばれ、そこに「エンドルフィン」を加えた**脳内ホルモンに働きかけるサービスを提供**することは、お客様の満足度を高めます。そして、それは手技だけではありません。いつも当たり前のようにやっていることでも、**意識して行動することでお客様の満足度を高める**ことができます。一つひとつの行動の意味を考えることで、セラピスト自身が自信を持って接客・カウンセリングができるようになることにもつながるでしょう。

　現在私は、講師としての活動に専念していますが、以前、サロンでやっていたことをご紹介したいと思います。

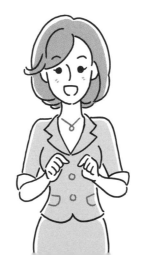

【1】 オキシトシン

　お客様との間にラポール（信頼関係）と絆が生まれ、リピート率の
アップが期待できます。

①接触　②共感　③快適　④情報の共有　⑤安心感

１．最初のご来店時にお客様の名前を呼ぶ（接触・安心感）

　「●●様、こんにちは」「●●様、いらっしゃいませ」など、来店時
にまず名前を呼ぶことで、特別感や安心感を与えます。

２．名前を書いたメッセージカードを置く（接触）

　以前行ったサロンで、ブラックボードに名前を書いてくださってい
て素敵だなと感じたので、まったく同じではなく何かできないかと考
えたのが、お名前にひと言を添えたメッセージカード。

　前日のうちに用意し、お着換えのガウンのところ、トイレ、うつぶ
せになったときに目に入るベッド下に造花とともにカードを添えたり
もしていました。なかには、喜んで持って帰ってくださるお客様もい
らっしゃいました。

３．カウンセリングシートに秘密保持の言葉を記入（安心感）

　セラピストとして当たり前のことですが、きちんと明記することで
安心感が高まります。

４．お客様の話を傾聴し、共感や理解の気持ちを示し、ヘルプを提供（共感・安心感）

　カウンセリングでは、とりあえず話を聞くことを徹底。「肩こりは

いつからですか？　おつらいですよね。うちでぜひストップさせてくださいね」などと、共感とともにヘルプを提供。

　リピーターのお客様も新規ほどは時間をかけなくてもいいけれど、すぐに施術に入るなど省略せずに。椅子に座っていただき、「先日の○○はどうでしたか？」と **新規のときと同じ流れ** を心がけましょう。大事にされていると感じてもらうことが重要です。

５．足湯などのときに柔らかいクッションを渡す（快適）

　オキシトシンはペットに触ることなどで分泌されますが、ぬいぐるみやふわふわとした柔らかいクッションなどを触ることでも感覚刺激があり、分泌します。

６．好きなアロマの香り・音楽を利用（快適）

　私は施術中に会話をあまり弾ませないようにします。会話中は交感神経が働いて身体がずっと緊張したままになってしまうからです。お客様のお話を聞くだけでこちらからはあえて質問はせずに。アロマの香りやゆったりとした音楽で、**基本的に寝ていただく** ようにしています。

７．商品や施術の背景にあるストーリーを共有する（情報の共有）

　ストーリーを共有することにより、記憶にも残りやすくなります。もちろん、コンサルテーションなどでのお客様のストーリーにも耳を傾けましょうね。

８．ビフォーアフターの写真（接触・安心感）

　リラクゼーションサロンでビフォーアフターの写真をとるところはなかなかないと思うのですが、私は必ず撮ります。「背中の部分がこ

れだけ薄くなっていますよ。それだけお疲れがたまっていたということですね。おつらかったですよね」という共感の言葉とともに写真をお見せします。視覚効果を利用し、コミュニケーションもとれます。

リラクゼーションサロンは次の予約がとりにくいものですが、見た目が変わるとリピートにもつながります。写真をその場で見せるだけでなく、**記録として送信することで、LINE の登録にも誘導**できます。

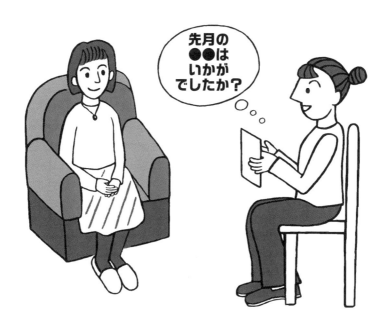

9．お礼のお手紙（LINE）を名前入りで送付（接触・安心感）

　お客様が帰ったあとに、その日のうちに LINE で簡単に来店のお礼を「何かあれば、ご連絡ください」という言葉を添えて送信します。とにかくお礼は徹底して、感謝の気持ちを表します。昔はハガキを郵送していた時期もありました。施術後の経過も知りたいという意味合いもあります。

10．アンケートの実施でご意見やフィードバックを重視し、それを実際のサービスや商品の改善に反映させる（安心感）

「こういうお声をいただいたので、導入しました」と新しいサービスの告知をサロン内に貼ったりしていました。自分の意見や感想を取り上げられ、喜ばれるお客様は多いものです。それにより顧客満足度を上げることにもつながります。

11．ワークショップやイベントを開催（接触・共感・情報の共有）

　お子さんのためにチャイルドケアやハンドマッサージなど、お客様自身の知識になるワークショップや、ネイリストさんをお呼びしてネイルセラピーのイベントなどを企画していました。リピーターさんを対象に開催することで、絆も生まれます。

【2】セロトニン

　心地よさを感じさせ、気分が上がる効果があるため、お客様の満足度向上が期待できます。
①安心感　②快適さ　③リラックス　④軽い動き

１．音楽と周波数（快適さ・リラックス）

　一部の周波数（特に528Hzなどのソルフェジオ周波数）の音楽や水の音を流すことで心地よさを後押しします。

２．深呼吸の導入（リラックス）

　深呼吸には自律神経を整える効果があります。私は施術前やアフターカウンセリングのときなどに「**毒出し呼吸**」（26ページ）と名づけた呼吸をやっていただいていました。それによりお客様のリラックスを促します。

３．ベルガモットやローズなどのオイル（快適さ）

　セロトニン分泌のためにベルガモットやローズなどの精油がよいといわれています。ローズは女性ホルモンの活性化にも効果的です。嗅覚は脳にアプローチできるため最強のアイテムになります。

４．足湯・ホットタオルなど（リラックス）

　温めることで血流をアップし、筋肉をゆるめ、リラックスを促します。

5. プライバシーの確保（安心感）

　オキシトシンは誰かと接触することで生まれますが、**セロトニンは1人で集中することにより出る**ともいわれています。大手サロンはベッド数が多く、隣の声が聞こえたりすることもありますが、個人サロンは自分だけの空間で集中してもらえるため、セロトニン誘導がしやすいといえます。

6. 軽いストレッチ（軽い動き）

　施術の最後に軽いストレッチを入れてもいいですし、ホルモンが分泌しやすい状態で帰っていただいているので、**寝る前にできる簡単な運動をアドバイス**するのもよいでしょう。その場合、必ず自分でも続けているものを紹介してください。説得力が大切です！

7. ポジティブな言葉を使う（安心感・快適さ）

　「素晴らしいです」「素敵ですね」「それはよい選択です」などの肯定的な言葉を使うことで、**お客様の気分を明るくする言葉を使う**とよいでしょう。お身体の状態を伝えるときも、ネガティブな状態をアピールすると負のイメージしか残らないので、「これだけ変わりました！1回でこれだけ変わるんですよ！」とポジティブな印象が残るような伝え方がベストです。

8. 笑顔での接客（快適さ・リラックス・安心感）

　「緊張して笑顔がつくれない」という方もいますが、軽く自然な微笑みで十分です。**施術させてもらった感謝の気持ち**を持てば、笑顔も自然と出てくるのではないでしょうか。

9. 感謝の表現（快適さ）

リピートしてくださった方には「いつもありがとうございます」と、**「いつも」を強調しましょう。**人は認識され、自分が大切な存在であると感じたときに、セロトニンが放出されることが研究で示されています。「○○さま。いつもありがとうございます！」

10. メッセージカードを置く（快適さ）

メッセージカードは、お客様への直接的なメッセージです。「私はあなたを大切に思っています」というメッセージを込めましょう。「大切なお客さま、大切なお身体、大切な時間などを私に任せてくださり、本当にありがとうございます」。こういった気持ちはお客様に必ず伝わります。

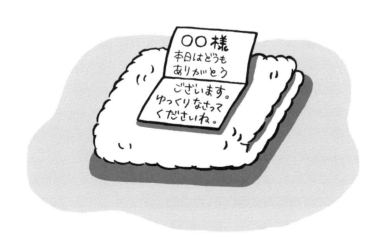

【3】 ドーパミン

　ワクワクを感じたり、新しいことを知るといったことでドーパミンが出ます。お客様の満足度を高める効果が期待でき、リピート率や口コミによる新規顧客の獲得などにもつながります。
①サプライズ　②特別感　③達成感　④学び（未知の経験）
⑤アンティシペーション（期待）

1. 来店時に小さなプレゼントやサービスのアップグレードを提供（サプライズ）

「うしろの時間が空いているので、10分間サービスしてもいいですか?」 など、その場で直接伝えることで、事前にキャンペーン告知をするよりもサプライズとして喜んでいただけます。

2. 誕生日・記念日などのお祝い（サプライズ）

　カルテで誕生日を確認してサプライズのプレゼントを渡したり、お子さんの入学祝のプレゼントを準備したりするのもおすすめです。お花とかハンドタオルとか、普段買わないようなチョコレートとか、ちょっとしたものでも喜んでいただけるものです。

3. カスタマイズメニュー・限定商品・VIPランチなどのご招待（特別感）

　ひんぱんに通ってくださるリピーターのお客様に「お店だとゆっくりお話できないので、ゆっくり聞かせてください」と、ランチの時間をともにすることでも特別感を感じていただけるのではないかと思います。

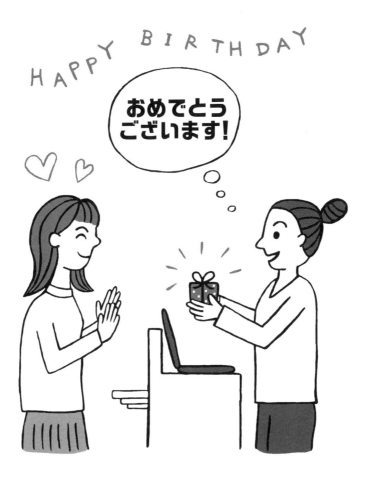

4．ビフォーアフターの写真（達成感・アンティシペーション）

「続けたらもっと変わるかも」という期待がドーパミンを促します。

　また、お客様の不調などが緩和されることで、施術を受けた意味を納得していただけます。そこに達成感も生まれます。

5．セルフケアのアドバイス（学び・達成感・アンティシペーション）

　できなかったら意味がないので、**お客様が続けられそうなもの**をアドバイスすることが重要です。本書で紹介した「毒出し呼吸」（26 ページ）もご活用ください。

6．期間限定のメニュー（特別感・アンティシベーション）

　女性は限定大好きです♪　クリスマス限定の化粧品など、新しい商品やメニューに出会うと、それに関する好奇心や興味が生まれます。「なかなか出さないメニューですよ」など、ときには希少性をアピールするのもよいでしょう。

7．紹介制度の導入（達成感・アンティシベーション）

「今月は紹介月間なので、一緒に頑張っていただけますか？」といった言葉で達成感を刺激します。共有することでお客様との絆も生まれます。紹介されたお客様も安心感（オキシトシン分泌）をもってご来店いただけます。

【4】エンドルフィン

　気分を高揚させる効果があり、リピートや紹介を増やすことが期待できます。
①達成感　②高揚感　③安心感　④特別感

1. ビフォーアフターの写真（達成感）

　目に見える直接的な証拠は、文字だけの説明よりも説得力があります。ご自身でも「気をつけてみようかな」と生活環境を見直していただけると、相乗効果が生まれてさらに効果がアップします。

2. ポジティブなフィードバック（達成感・高揚感）

　お客様へ、施術効果のポジティブなフィードバックは、エンドルフィンも刺激してくれます。「このあたりのむくみがひどい状態でした」とお伝えするよりも、「今日の施術でこの部分のむくみが和らいできましたね。よい方向に向かっています！」のように、具体的かつ前向きなフィードバックをしましょう。お客様が自分の身体の変化を実感し、その効果をより肯定的に認識していただけます。

3. ダークチョコレートの提供（高揚感）

　ブラックチョコレートには、エンドルフィン分泌を促す効果があるとされています。

4. ハーブティー（ペパーミント、レモンバーム、ローズヒップ）（高揚感）

　施術後のハーブティーは目覚めを促し、高揚感を出す作用のあるものをお出しするとよいでしょう。

5. 感謝の表現（特別感）

　最後は、お店の外までお見送りをすることで特別感を演出します。お客様を大切に思う気持ちを具体的な形で示すものです。お客様はその気配りを強く感じてくださいます。その場の雰囲気やサービスをよりよいものとして記憶してくれます。

6. セルフケアのアドバイス（達成感）

　アドバイスどおりのマッサージやストレッチを実践し、それによって身体の不調が和らいだり、肌の状態が改善されたと感じたりした場合、その達成感や満足感からエンドルフィンが分泌されます。同時に、セラピストへの信頼感や絆も得られます。お客様が帰宅されたあとにもできる接客術です。

7. カスタマイズされたトリートメント（特別感）

　カスタマイズとは、お客様一人一人のニーズや要望、体質や状態に合わせて調整された施術です。その結果、より満足度が高くなります。要望を受け取ってもらえたと思う満足感につながり、長期的なリピートにもつながります。

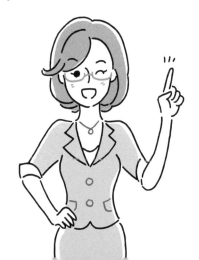

第5章

脳へのアプローチを
意識した手技が
セラピスト自身も変えていく

私自身のホルモンも整えてくれた セラピストの仕事

　冒頭で私がセラピストになったいきさつを書きましたが、決して最初から順風満帆だったわけではありません。一時はお米も買えず、所持金752円というところまで追い詰められたこともありました。人からは「公務員をやめてまで…」とよくいわれましたが、それでも私は**セラピストになってよかった**と心から思っています。

　2人の息子と1人の娘、いまではとても仲のいい家族ですが、シングルマザーになった当初は家族仲もあまりよくありませんでした。公務員という収入も安定した仕事に就いてはいたけれど、当時の私は何か満たされず、常にギスギスしていたからだと思います。

　セラピストになるという夢を見つけ、リンパケアの技術は身につけたものの、子どもたちのことが第一で、自分の夢を実行するのはずっと先のことだと思っていました。

　そんなある日、息子から「母さん、最近、笑っているよね」といわれました。そのひと言で気づいたのです。子どもたちのためを思って一生懸命やってきたつもりだったけれど、一番大切な「笑顔」を彼らに与えてこなかったのだと。

　「あなたたちがいるから、お母さんは我慢しなきゃいけない」。そう思いながら険しい顔をしている母親を、子どもたちが望んでいるはずがないのに……。

「いますぐ、始めよう！」

　リンパケア・セラピストとしての人生をスタートし、私の人生は大きく動き出しました。

　オキシトシンというホルモンは触れ合いによって分泌が促進されるので、**お客様の身体だけでなく、施術をしているセラピスト自身にも分泌されます。** それを証明するように、私自身の心と身体もみるみる整っていきました。私がやわらかくなったことで子どもたちへの接し方も変わってきたのでしょうね。家族仲もとてもよくなりました。

　私はリンパドレナージュに出会えて幸せになりました。大げさに聞こえるかもしれませんが、私の人生をリセットしてくれたのが、リンパケアです。

　そのリンパケアに自律神経を整え、ホルモンを活性化させる手技を取り入れた独自の「リンパシー」のメソッドは、お客様にもセラピスト自身にもよい変化をもたらしてくれるものだと自負しています。

「ポジティブシンキング」より「ポジティブセンシング」

　「リンパシー」のテーマは身体から心に触れることです。それを表すものとして、私は **「ポジティブセンシング」** という言葉をよく使っています。

「ポジティブシンキング」よりも「ポジティブセンシング」です。「ポジティブに考えないと病気になっちゃう」「くよくよしていたら免疫力が下がっちゃう」とはわかっているけれど、自分が抱えている感情を変えることって難しいですよね。心理学を学んでいるときにも、「考え方を変えましょう」というけれど、「しんどいときにそういわれても無理……」と思っていました。

「ポジティブセンシング」とは、「ポジティブな感覚を受け止める」ということを意味します。

考えなくていい。受け取るだけでいいということです。「考えるより、感じろ」ですね。

　では、受け取るってどういうこと？

　皆さんは「心身一如」という言葉をご存じでしょうか。

「心身一如」とは、心と身体は１つでつながっているという意味を表す言葉です。
　心を変えれば身体が変化するし、身体を変えれば心も変化します。
　もとは、日本に禅を広めた道元の言葉「身心一如」が始まりとする説があります。「身体」が先だったということですね。

　日本人には昔から入浴の習慣がありますが、海外ではシャワー。身体を清潔にするためならシャワーで十分。でも、湯舟に身体を沈めることで心をゆるめる効果もあるというのは、誰もが感じることでしょ

う。だから、疲れが溜まったら、「温泉でも行きたいな」と思いますよね。

　また、ストレスを解消したいときって、「やけ食い」とか「大声で歌う」とか身体を使う行為をよくしませんか？

　つまり、**心をどうにか変えようと頑張るよりも、身体を使ってポジティブな感覚を受け取るほうが早い**のではないかということ。それを私なりに表現した言葉が「ポジティブセンシング」です。

　そんなポジティブな感覚の1つとしてトリートメントで身体をほぐすことの効果はとても大きいといえます。**ただ「気持ちいい」と感じるだけでポジティブな感覚を受け取ることができる**のですから。そして、それはセラピストが一番力を発揮できるところです。

結果を出しているという達成感がセラピストの自信になる

　スクールの生徒さんや卒業生と話していると、「セラピストとして自信がない」という人が本当に多いことが気になっています。「カウンセリングに自信がない」とか「話すのが下手でうまくコミュニケーションがとれない」とか……。「アフターカウンセリングのとき、お茶を選んでいただいたほうが顧客満足度は上がりますか？」など、細かいことを気にする人が多いなとも感じています。

　私だって自信がないと感じることはあります。でも、達成感がそれを補ってくれています。

実は私は以前、赤面症に悩んでいて、人前で話すことなども苦手でした。ですから、接客の際にも緊張してドキドキしていました。

　でも、**この手技でホルモンが働いているんだとわかったことで精神的に落ち着けて、満足する接客ができる**ようになりました。きちんと科学的根拠があるということを理解することで、自然に自信もついてくるし、自信がつくと接客もうまくなるはずです。

　セラピストを目指す方のなかには「自分が癒されたから」という原点がある方も多いのではないかと思います。でも、癒す側にまわってもいきなり自己肯定感が高くなるかというとそうでもありません。その部分が育たないままセラピストになるとギャップが生まれ、悩んでしまうわけです。エステティシャンのスクールは1年など期間が長く、そのなかでマインドもできあがっていくのに対して、セラピストは短いスパンのスクールが多いのも要因の1つでしょう。

　私は現在の日本で、**セラピストという職業の地位は低すぎる**と日々感じています。もしかしたら、それが自信を持てないことにもつながっているのかもしれません。

　「痛いの痛いの、飛んでいけー！」。小さい頃に経験したことのある、手当て。お母さんがそうしてくれると、不思議と痛みは引いたものです。こうした肌と肌のふれあいによって痛みが軽減されることは、いまでは科学的にも証明されています。

　触覚は五感の中でも一番衰えない感覚。老眼になったり耳が遠くなったり、加齢とともに視覚や嗅覚、聴覚は衰えてきますが、触覚は寝たきりの状態になっても衰えない感覚ルート。

　海外では「タクティールケア」といって、手を用いて10〜20分間、

相手の背中や手足を優しくなでるように触れていくことが、認知症緩和ケアの補完的手法のひとつにも使われています。それくらい触覚はすごく大事なものだと認識されています。

　今後さまざまな分野でＡＩが活用されるようになる世の中になっても、お客様に寄り添うことができる「セラピスト」という職業はなくならないだろうと考えています。実際にそういう調査結果を目にしたこともあります。ですから、セラピストにしかできない方法で自信を持って仕事ができる自分になってもらえたらと思っています。

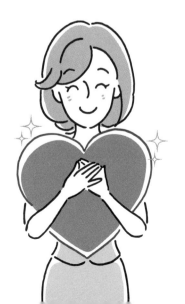

おわりに

　この度は、本書を手に取っていただき、心から感謝しております。
　この本を手に取ってくださったということは、セラピストのあなたは、お客様の健康と癒しのため、より最適な方法を求めているのかもしれませんね。
　かつての私もその１人です。

　私は41歳のときに安定した公務員の職を捨て、未知の領域であるセラピストの道を選びました。当時、自律神経失調症に悩まされていたところ、リンパドレナージュによってその効果を実感したのです。
　その経験から、**多くの女性の心と身体の不調を癒す仕事**に惹かれるようになりました。仕事、子育て、介護……日々の暮らしの中で、心と身体のバランスが崩れてしまう女性たちを、私の経験や技術で少しでもサポートしたいと考え、この道を選びました。

　本章にも書きましたが、サロンでたくさんのお客様と接するうちに、私はふと「本当にセラピストとして十分な役割を果たしているのだろうか？」と疑問を持つようになりました。

　時代は変わり、私たちの生活スタイルも大きく変化しています。確かに、パソコンやスマホの普及により、日常は便利になりました。その一方で、人間の身体の基本構造は変わらないのに、現代人特有の疲れ方やストレスの質は、間違いなく変わってきています。

　その違いを痛感する中、過去の手法だけを頼りにするのではなく、新しいアプローチ方法を模索する必要性を感じました。「現代人の脳疲労」という新しい問題を背景に、医師の息子とのコラボレーションで、脳科学とリンパマッサージの深い関連性を探りました。

　この本では、その知識と実践経験を融合させた、新しいアプローチを提案しています。

　あなたも、セラピストとしての活動の中で、お客様から「ありがとう」という言葉をいただき、この仕事を選んだ真価を強く実感していることでしょう。それは、私たちセラピストにとって、かけがえのない瞬間ですよね。

　その時間を継続させていくには、**施術を受けたお客様がその効果を実感し、セラピスト自身も施術に対して自信を感じること**だと、私は考えます。お客様と私たちセラピスト、この両方の幸せを実現する手技、それが、私が提唱する「リンパシー」です。

　私には夢があります！

　それは、セラピストの社会的地位を高めていくことです。セラピストという職業は、多くの人の心と身体の健康、癒しをサポートする重要な役割を担っています。多くの人々がさまざまなストレスや疲れに悩まされている現代、セラピストの役割は今まで以上に重要です。

　ですが、現状ではその価値が十分に認知されていないと感じる場面が多々あります。だからこそ、セラピストの専門性とその貢献を広く

社会に理解してもらうことが私の夢であり、目標です。

　そのためには、**私たち一人一人が誇りを持って仕事をすること**はもちろん、セラピストとしての取り組みや専門性への心構えが求められます。セラピスト同士の連携や協力体制の構築も重要です。私は、同じ志を持つ仲間たちとともに歩み続けていきたいと考えています。

　この本が、セラピストとしてのあなたのスキルや知識をさらに高める一助となり、そしてお客様の健康と癒しに寄り添うお助けとなれば、これ以上の喜びはありません。

　幸せなセラピストさんが増えますように……心から願っています。

　最後に、本書の出版の機会を与えてくださいました、株式会社BABジャパン様に、心より感謝を申し上げます。福元美月氏をはじめとする制作チームの方々は、私の想いや考えを丁寧に汲み取りながら、より多くの方に伝わるようにとの姿勢で臨んでくださいました。

「リンパシー」への想いを応援してくれた受講生やスタッフ、そして家族。皆様の励ましや応援が、本書を完成させる原動力となりました。

　私がこの道を選ぶきっかけとなったセラピストの先輩方、そしてお客様にも感謝の気持ちを伝えたいです。ありがとうございました。

　深く感謝の意を込めて。

令和5年11月
難波かおり

難波かおり（なんば　かおり）

リンパシーアカデミー代表。更年期障害とさまざまなストレスで心身ともにボロボロの状態のとき、リンパドレナージュの施術で究極の癒しを体験。セラピストを志す。離婚を機にプロのセラピストの道へ。シングルマザーとして３人の子どもを育てながらサロンを開業。開業後も、リンパドレナージュ、エステティックの技術、心理学などお客様の癒しを実現するためにさまざまな技術を学ぶ。同時に集客について書かれたビジネス書を片っぱしから読みあさり、サロン運営を試行錯誤する。脳の専門医となった長男の監修で、ホルモン分泌を促し、疲れがすぐに戻らないリンパドレナージュ「リンパシー」の手法を確立。

現在、自身の経験と知識をもとに更年期の不調をアドバイスするインスタグラムが大好評。フォロワー数も９万人超。

サイト：リンパシーアカデミー
https://www.lymphthy-academy.com/

インスタグラム
@ kaori_posi

撮影 　　　　 タカタアキラ
モデル 　　　 松岡三峰
本文イラスト 　天野恭子（14、19、20、21、22、37、119、123、125、
　　　　　　 3章のツボの位置を示す図）
　　　　　　 佐藤末摘（10、13、16、18、116、128、135）
執筆協力 　　 中澤小百合
協力 　　　　 デトまり
デザイン 　　 石井香里

自律神経と脳に働くリンパシーテクニック

ホルモンケアする
リンパドレナージュ

2023年12月11日　初版第1刷発行

著　者　　難波かおり
発行者　　東口敏郎
発行所　　株式会社BABジャパン
　　　　　〒151-0073 東京都渋谷区笹塚1-30-11　4・5F
　　　　　TEL　03-3469-0135　　　FAX　03-3469-0162
　　　　　URL　http://www.bab.co.jp/
　　　　　E-mail　shop@bab.co.jp
　　　　　郵便振替　00140-7-116767
印刷・製本 中央精版印刷株式会社

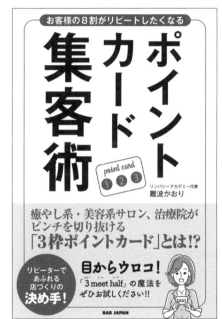

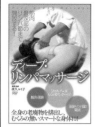
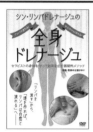
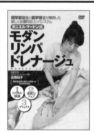
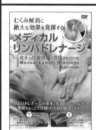
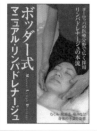

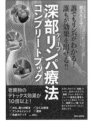
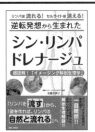
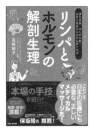
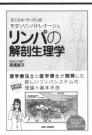
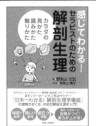

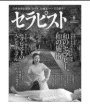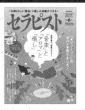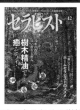

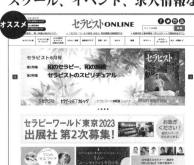

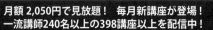